Los 10 descubrimientos curativos del Dr. John Sarno

Steve Ozanich

Prefacio de
Dra. Andrea Leonard-Segal

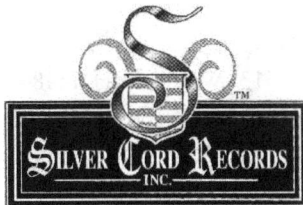

SILVER CORD RECORDS
INC.

Este libro contiene información médica y psicológica relacionada con la salud, pero en ningún caso pretende ser un sustituto ni del diagnóstico ni del tratamiento médico o psicológico. Se recomienda encarecidamente buscar una opinión médica profesional antes de intentar incorporar cualquier consejo contenido en el libro. Por lo tanto, ni el editor ni el autor se responsabilizan de las consecuencias que puedan derivarse de la utilización de los métodos que se incluyen o sugieren en este texto. Desde su primera publicación, se han realizado esfuerzos exhaustivos para garantizar la precisión de la información contenida en este libro.

Traducción/edición: Miguel Bernadó

ISBN: 978-0-996-58667-2

Primera edición

Diseño: Steve Ozanich

Diseño y diagramación de la portada: Taylor Krzeszowski

Editor: Silver Cord Records, Inc.
      Apartado Postal 8513, Warren, OH 44484

SteveOzanich.com

Para el Dr. Sarno:

*"Usted cambió el mundo…
pero el mundo todavía no se ha enterado"*

Contenido

Prefacio

El trabajo del Dr. John E. Sarno [1923-2017] sobre la curación de mente-cuerpo,* mientras era profesor de Medicina de Rehabilitación en el *Instituto RUSK* del *Centro Médico de la Universidad de Nueva York*, cambió numerosas vidas, para mejorarlas con efectos duraderos. El Dr. Sarno era un médico brillante, observador y afectuoso, lo suficientemente valiente como para ver el dolor crónico de una manera completamente nueva y para cambiar la forma en que se diagnosticaba y trataba el dolor persistente. En los últimos 50 años, el Dr. Sarno ha ayudado a decenas de miles de personas a curarse; a una multitud de personas que tuvieron la suerte de ser sus pacientes, y también a un número incalculable de afectados que se beneficiaron de la lectura de uno de sus cuatro libros dedicados al diagnóstico y tratamiento del dolor crónico, publicados actualmente en todo el mundo en varios idiomas. Cuando el Dr. Sarno se retiró de su práctica clínica, continuó recibiendo correspondencia de pacientes nuevos que habían leído alguno de sus libros sobre el sorprendente fenómeno al que él mismo dio el nombre de Síndrome Mioneural de Tensión (SMT, en inglés **TMS**) y se sintieron obligados a expresar su infinita gratitud hacia él por devolverles la salud.

Soy médica, especialista en medicina interna y reumatología. Ejerzo mi profesión en el *Centro de Medicina Integrativa* de la *Universidad George Washington* y enseño en la *Facultad de Medicina y Ciencias de la Salud* de la misma Universidad. Fue un honor para mí haber colaborado con el Dr. Sarno profesionalmente a lo largo de más de 25 años. También fue un honor que el *Centro Médico de la Universidad de Columbia* me pidiera que hiciera una presentación en reconocimiento a la labor del Dr. Sarno en un congreso sobre

---

* del inglés *Mindbody (N. del T.). También traducido como mente-cuerpo.*

medicina psicosomática que se celebró en enero de 2016. Se trató de un reconocimiento público, que ya había tardado bastante, al gran impacto que el trabajo del Dr. Sarno ha supuesto para la salud.

El Dr. Sarno fue mi más sabio mentor y también un querido amigo. En mi propia práctica médica he tratado a pacientes de todo el mundo y de todos los Estados Unidos de América,* pacientes que han recorrido un largo camino tratando de encontrar una solución para su dolor crónico. Antes de entender el método de trabajo del Dr. Sarno y su manera de diagnosticar y tratar a sus pacientes con TMS, yo me limitaba a hacer los *diagnósticos habituales* que los médicos hacen y seguía prescribiendo los tratamientos de *atención estándar* para ayudar a pacientes con síndromes de dolor músculo-esquelético persistente (dolores comunes de espalda y de cuello, fibromialgia, síndrome del manguito rotador, síndrome del túnel carpiano, etc.). Estos tratamientos de *práctica convencional* (Ej.: algunos analgésicos o antiinflamatorios, fisioterapia, cirugía de columna vertebral…) nunca han sido completamente validados por ensayos clínicos bien realizados y referenciados en la literatura médica. A pesar de esto, los han seguido recomendando muchos médicos bienintencionados y otros profesionales de la salud que, desafortunadamente, no logran comprender el impacto de la mente en el bienestar del cuerpo, o no están interesados en ello. Una vez que entendí la etiología psicológica subyacente en estas afecciones y comencé tanto a hacer el diagnóstico de TMS como a utilizar un enfoque psicológico para su tratamiento, mi capacidad para ayudar a mis pacientes creció enormemente.

Cualquier paciente que se encuentre mal de salud debe consultar a un médico para asegurarse de que nada realmente grave sea la causa de su problema. Una vez descartadas las afecciones serias (cáncer, infecciones, fracturas, …) es importante considerar la posibilidad de

---

* EUA *(N. del T.)*

que sean los factores psicológicos los responsables de los síntomas físicos. **Steve Ozanich**, que sufrió de dolor de espalda durante años, mientras recibía los *diagnósticos habituales* y los *tratamientos convencionales*, consiguió superar su dolor crónico mediante los métodos del Dr. Sarno. En este libro, él ha sabido captar sucintamente muchos de los principios que el Dr. Sarno enseñó a sus pacientes. Éste es un pequeño libro con un gran mensaje.

Dra. Andrea Leonard-Segal
21 de enero de 2016

Introducción

Cuando entré en contacto con las ideas del Dr. Sarno por primera vez, a mediados de la década de los noventa, mi reacción inmediata fue de rechazo. Como la mayoría de las personas que no alcanzan a aceptarlo, no entendí nada... pues todavía no me había cansado lo suficiente de mi sufrimiento como para prestarle la debida atención. Ahora, dos décadas después, soy yo el que enseño el fenómeno TMS a quien le pueda interesar.

Cada día "educo" a las personas que sufren de TMS sobre el verdadero significado de las tesis del Dr. Sarno. He sido testigo de aquellos aspectos de su trabajo que han sido de lo más útil en la curación del dolor y de aquellas ideas que han supuesto un impacto en la conciencia pública y, por lo tanto, en la solución del dolor crónico.

En este libro, he ordenado esos conceptos en una lista de las ideas que, en mi opinión, tienen un mayor interés. A pesar de que es imposible asignar valores numéricos a los conceptos psicológicos, ese "top 10" de descubrimientos innovadores está cambiando vidas todos los días. El propósito de la lista en sí es el de resumir un corpus de trabajo muy complejo en una forma fácil de entender y absolutamente comprensible. La curación* es el resultado de una total comprensión de este fenómeno.

El núcleo de la obra original del Dr. Sarno ha sido distorsionado, deformado y difuminado de muchas maneras, hábilmente comercializables, por aquellos que no lo entienden claramente, que no le dan el significado adecuado, o que están buscando la manera

---

* Dentro del fenómeno mente-cuerpo, el término "curación" no debe entenderse como "reparación de una avería" (en el cuerpo no hay nada averiado, dañado o lesionado), sino como superación de unos síntomas corporales sin explicación médica *(N. del T.)*

de sacar un beneficio material de su labor. Estas "copias borrosas del original", previamente disfrazadas de "nuevas ideas y revelaciones" sobre las tesis genuinas del Dr. Sarno, no son para nada nuevas y, de hecho, una vez más tienden todas a centrarse exclusivamente en el plano físico/corporal. Esto es una lástima, porque los descubrimientos del Dr. Sarno sobre la medicina de mente-cuerpo son únicos e incomparables, como también lo fue su capacidad para diagnosticar y tratar con éxito a sus pacientes. A pesar de todo esto, el legado del Dr. Sarno permanece en la vanguardia de la comprensión de la verdadera causa del dolor crónico y así será durante largo tiempo.

En las siguientes páginas se encuentra la esencia de lo que el Dr. Sarno reveló al mundo.

Las 10 principales observaciones del Dr. John E. Sarno

> Si no pueden verlo bajo un microscopio, para ellos no existe.
>
> Dr. John Sarno, ABC 20/20, *Dr. Sarno's Cure*

Aún recuerdo como volaron por los aires las hojas del libro *Libérese del dolor de espalda* después de que yo lo lanzara con furia contra la chimenea de la sala de mi casa. Las páginas quedaron esparcidas por el suelo donde yo me encontraba tirado, retorcido por un dolor extremo. En aquel momento mi brazo todavía estaba en bastante buenas condiciones... ¡pero mi estupidez era enorme! Estaba rechazando lo que podría haberme salvado de una gran agonía; en su lugar estaba eligiendo el camino más difícil y prefería alejarme de la verdad. Sin embargo, lo mejor que hice a continuación fue reparar el libro y comenzar a leerlo de nuevo con una mente abierta.

Yo tuve la misma reacción inicial a las ideas del Dr. Sarno que muchos de mis pacientes. Sentí que esas ideas no tenían nada que ver conmigo, que eran solemnes estupideces. En aquel momento todavía me faltaba empeorar mucho... antes de que finalmente escuchara el mensaje y consiguiera curarme. No se trataba tanto de restaurar el libro del Dr. Sarno... como de reconstruir mi vida.

Durante 30 años sufrí innecesariamente de dolor. Cuando finalmente el dolor se me hizo del todo insoportable, me vi obligado a mirar en lo más profundo de mi Ser. Hoy ya soy libre. Si en aquel entonces no hubiera empeorado drásticamente, nunca me habría curado. Como ocurre con muchos de los afectados por dolor crónico yo elegí permanecer en mi calvario hasta que no pude tolerarlo más. La mayoría de los afectados renquean, se doblan con cuidado, se mueven con prudencia, limitan su actividad física y conciertan visitas y más visitas médicas… en lugar de optar por la curación por la vía radical. Gracias al Dr. Sarno ahora sabemos por qué esas personas actúan de la manera en que lo hacen.

La sabiduría que encierran las ideas del Dr. Sarno, así como su coraje, sobre la curación de mente-cuerpo cambió mi vida para siempre. Le estaré eternamente agradecido por su defensa de la verdad frente a la crítica cínica, frente a los ataques verbales y frente al desprecio y el ostracismo que tuvo que soportar. John Sarno fue un médico pionero en la curación de mente-cuerpo, abriendo un nuevo camino para que otros lo pudieran seguir. Pero no me encuentro solo en mi admiración hacia él. Como médico, el Dr. Sarno mejoró las vidas de muchas personas en diferentes aspectos; también fue, literalmente, médico de médicos. Diversos colegas fueron a verlo, casi en secreto, en busca de ayuda y respuestas para su dolor, y él no los defraudó.

Creo que es bastante sensato afirmar que el Dr. Sarno ayudó a millones de personas a curarse, con solo tener en cuenta los millones de copias de sus libros, en 16 diferentes idiomas, que se han llegado a vender. Además, como todos sabemos, una vez que alguien compra uno de sus libros y consigue curarse, el libro circulará por las manos de diversas otras personas incrédulas al principio y reticentes en gastarse un dinero (ridículo por otra parte) para comprarse un libro que pueda poner fin a su sufrimiento. Yo mismo presté mis ejemplares de sus libros a docenas de personas que se beneficiaron mucho de ellos. Por todo lo anterior, la *cantidad de personas que se curaron* nunca podrá llegarse a establecer; pero el impacto es incuestionable. El Dr. Sarno cambió el mundo… ¡pero el mundo todavía no se ha enterado de ello!

Lamentablemente, como suele ocurrir con cualquier revelación nueva, el mensaje del Dr. Sarno llegó acompañado de un peaje. El precio que debió pagar fue una fuerte **resistencia** a tal mensaje, la ridiculización de su persona y una controversia inaudita que todavía sigue. Pero las recompensas personales que obtuvo el Dr. Sarno superan con creces el descrédito profesional que tuvo que afrontar. Su máxima gratificación fue ver la curación de los afectados… y en proporciones espectaculares. Sus pacientes llegaban desesperados de todas partes, después de probarlo todo… y se curaban. Se supone que el filósofo alemán Arthur Schopenhauer dijo: "*Toda verdad pasa por tres etapas. Primero, se le ridiculiza; en segundo lugar, se le ataca violentamente y, finalmente, se le acepta como evidente por sí misma*".

El futuro del nuevo paradigma propuesto por el Dr. Sarno es brillante, más allá de la resistencia que hoy en día pueda seguir generando.

A principios de 2016, las propuestas del Dr. Sarno comenzaron a pasar de la etapa de burla a la de oposición frontal. Pero sin lugar a duda, lo que él ha sacado a la luz será aceptado algún día como evidente. Todo lo que se necesita para vencer la ignorancia es que el tiempo siga su curso y la verdad se imponga. Sin embargo, entre el momento presente y el correspondiente a la plena aceptación tenemos garantizada una larga e intensa polémica.

La resistencia que genera el mensaje del Dr. Sarno se encuentra en su falta de lógica; gran parte del ímpetu de tal resistencia proviene de la "*ceguera" de la ciencia*. Muchas personas solo creen en lo que los números muestran. Para ellos, nada puede ser verdad a menos que la ciencia lo certifique. Pero los ensayos clínicos solo pueden medir causas y efectos, no pueden medir razones, creencias, motivaciones o esperanzas. Demasiadas víctimas del dolor crónico se aferran a su agonía personal ocultándose detrás de la ciencia como un **mecanismo psicológico de defensa**. A menudo hacen esto planteando frases de **resistencia** a las ideas del Dr. Sarno, utilizando su "déficit de ciencia" como escudo para evitar la curación.[*]

Los mecanismos de defensa habituales incluyen:

---

[*] ¿Necesitamos que la ciencia nos confirme que los pájaros pueden volar? (*N. del T.*)

- ¿Dónde están los números que demuestran todo eso?
- ¡La ciencia no lo admite!
- Cada cual es diferente; lo que funciona para uno puede no funcionar para otro.
- Las tesis del Dr. Sarno están bien, pero para mí no funcionaron.
- ¿La ira provocó que me saliera una hernia discal?
- Todo eso es absurdo, ¡mi cuerpo no para de hacer ruidos!
- ¡Pero mi dolor es real …!
- Tuve un accidente; ¡nadie puede decirme que el dolor está en mi cabeza!
- ¡El Dr. Sarno no sabe lo que es el dolor… o nunca diría tales cosas!

Tales afirmaciones defienden el sufrimiento. Peor aún: ninguna de las frases anteriores es verdadera, por razones diferentes y variadas. La razón principal por la cual estas afirmaciones son falsas explica por qué son todas falsas, y esa es la razón por la cual estas personas no saben de lo que están hablando. Pero puedo entender su resistencia porque inicialmente yo reaccioné de la misma manera.[*]

> Las personas están haciendo lo mejor que pueden desde su propio nivel de conciencia (conocimiento).
>
> Dr. Deepak Chopra

El Dr. Sarno nunca dijo que el dolor no fuera real. De hecho, afirmó siempre que el TMS era de lo más doloroso que había visto en su práctica clínica. Pero si la solución que él propone no tiene nada que ver con supuestas lesiones, entonces ¿por qué salen a relucir los traumatismos (caídas, golpes, accidentes, …) como una declaración de resistencia? El dolor de espalda no proviene de discos intervertebrales herniados, por lo que la controversia *ira vs. hernia* no tiene sentido. Y

---

[*] *¿Sobra arrogancia y falta humildad? (N. del T.)*

además, los ruidos producidos por el cuerpo no causan ningún dolor. Las afirmaciones anteriores son todas falsas: estas personas no entienden lo que es el TMS… pero siguen sufriendo su dolor.

Afirmaciones como *"¡Ya probé toda esa charlatanería pero no me funcionó!"* denotan una gran incomprensión tanto de la aportación del Dr. Sarno como de la naturaleza del proceso. Sencillamente, no funciona así. En primer lugar es preciso aceptar la verdad por completo, comprometerse con ella al 100% y luego poner manos a la obra y comenzar un trabajo personal transformador. Ante todo: la voluntad de querer curarse. Pero la curación no tiene nada que ver con deshacerse del dolor. La curación consiste en *eliminar la necesidad del dolor*, en prescindir de su causa. Al eliminar la causa, se elimina el efecto, que es el dolor en sí mismo.

Quizás la peor declaración de resistencia se basa en sugerir que el Dr. Sarno no sabe qué es el dolor. Pero él también sufrió muchos tipos de dolor y los superó. Él entendió perfectamente la naturaleza del dolor crónico.

Los detractores del Dr. Sarno solo escuchan parte de su mensaje y extraen todo un universo de conclusiones erróneas, mientras luchan por aferrarse a sus síntomas, como yo mismo, estúpido de mí, hice en su momento, lanzando furiosamente un libro contra la pared. Una mala comprensión de las ideas del Dr. Sarno, alimentada por motivos ulteriores, conduce a conclusiones erróneas extraídas de suposiciones falsas. Otro culpable más es la "barra libre" que es la Internet, mediante la cual cualquiera puede hacer una afirmación, sea verdadera o falsa, sobre cualquier persona.

La curación requiere que la verdad se desee, se busque rigurosamente y, finalmente, se acepte.* Los que quieran superar su dolor deberán observar de cerca el trabajo del Dr. Sarno. Cualquiera

---

* Conocerlo, aceptar la evidencia, **rendirse a la verdad** y abandonar todo tipo de resistencia psicológica. *(N. del T.)*

de esas tomas de contacto es efectiva pero la exigencia de más pruebas, más ciencia y más números es un escudo contra lo que se prefiere ignorar. La resistencia permite a los que están sufriendo culpar a algo que está más allá de su control: la verdadera causa de su sufrimiento es, aparentemente, "algo" que se escapa a su comprensión.[*] Si a esos incrédulos se les muestra un estudio que respalde los hallazgos del Dr. Sarno, a menudo declararán: *"¿Pero fue un ensayo doble ciego?"* Entonces, si se les muestra un *doble ciego*, a menudo responderán con cosas como *"¿Ah, sí? Pero hay muchas cosas que a mí no me cuadran".*[†] Ninguna evidencia es suficiente para alguien que necesita proteger su dolor. Y esta incesante **controversia** es significativa porque la razón por la que rechazan la curación… es la misma razón por la que padecen dolor.

Éste fue un descubrimiento capital del Dr. Sarno. Muy pocos son lo suficientemente conscientes como para verlo, y menos aún lo bastante valientes como para admitirlo. Pero para aquellos que están preparados para poner fin a su sufrimiento, las propuestas del Dr. Sarno parecen un regalo del cielo. Como dice el aforismo: *"El dolor es inevitable, el sufrimiento es una elección"*. No se trata de si el método que propone el Dr. Sarno funciona o no, ni por qué funciona; es una cuestión de comprensión y aceptación.

---

[*] Si no podemos afrontar/aceptar algún aspecto perturbador de nosotros mismos y el dolor oculta esos aspectos ¿por qué hemos de querer que el dolor se desvanezca? *(N. del T.)*

[†] Esos incrédulos creen que algo no es posible solo por el hecho de que ellos no pueden comprenderlo. *(N. del T.)*

> Hay mucha investigación [sobre la curación de mente-cuerpo]. Se publica en revistas médicas importantes y fidedignas, pero desaparece sin dejar rastro. Es como si no tuviera ningún impacto en la práctica. Es A PESAR de la evidencia, no por la falta de ella, que aplicamos ese conocimiento de la manera como lo estamos haciendo.
>
> Dr. Gabor Maté,
> autor de *Cuando el cuerpo dice que no*

¿Por qué alguien rechazaría algo que podría permitirle superar su dolor? El dolor existe para proteger a ciertas personas de los aspectos más profundos/ocultos/vergonzantes/inconfesables/ inasumibles de ellas mismas. Existe para enterrar la verdad. Entonces, ¡el rechazo se entiende perfectamente! ¿Por qué alguien querría eliminar algo que, en el fondo, lo está protegiendo? Cuando a esas personas se les muestra la información que podría permitirles superar su sufrimiento, la primera reacción suele ser *"¡Eso es absurdo!"* ¿Por qué la primera reacción no es *"Muéstrame cómo puedo superar mi dolor"*? Esta paradoja se encuentra en el meollo del fenómeno del dolor crónico y/o persistente.

> Creo que todos los estudios médicos son defectuosos si no tienen en cuenta el factor emocional.
>
> Dr. John Sarno, *Curación de dolor de espalda*

No podemos medir el amor, la desesperación, el gozo, la tristeza o la esperanza. Pero sabemos que existen. También sabemos que la curación ocurre fuera del ámbito mensurable y cuantitativo, donde vive la persona real, dentro del **inconsciente**. La ciencia no revela la verdad; a menudo la distorsiona. Las personas somos seres emocionales, pero el impacto de las emociones en la salud no se puede cuantificar. El Dr. Sarno encontró la varita mágica de la curación: **creer**. Las personas que creen que su cuerpo está dañado, averiado o lesionado perpetúan su dolor. Aquellos que creen que su cuerpo está bien acaban sanando. Lo único que verdaderamente importa son los resultados… y el Dr. Sarno los obtuvo.

El Dr. Sarno es el mejor médico del dolor que jamás haya existido, un médico pionero en el tratamiento del dolor. Pero su trabajo va más allá de comprender la auténtica naturaleza del dolor. El Dr. Sarno develó las complejidades que subyacen en las diversas causas que dan lugar a verdaderas epidemias de sufrimiento; no solo identificó y verbalizó los múltiples elementos y factores que contribuyen al dolor, sino también los orígenes y los efectos que se suman a los problemas generales de salud. Su carrera profesional de 50 años como médico quedó determinada por su descubrimiento del TMS. El TMS fue el tema central de su vida. En los primeros años, el acrónimo TMS surgió del concepto Síndrome de Miositis de Tensión,[*] el cual evolucionó hasta la expresión Síndrome Mioneural de Tensión,[†] y, finalmente, Síndrome mente-cuerpo.[‡] A medida que el Dr. Sarno iba aprendiendo más del tema, el término se iba transformando para definir mejor sus descubrimientos.

> La verdad no se está expandiendo; es nuestra conciencia de la verdad la que se expande.

Como parte de su descubrimiento del TMS, el Dr. Sarno observó muchos otros fenómenos que contribuyeron a convertirlo en un sanador de referencia. Todo lo logró a través de la observación. Aprendió cómo ayudar a las personas a curarse: escuchándolas.

En el mundo actual de la salud y la curación, muchas cosas se hacen mal, y muchas más se malinterpretan. "Ella" es más que su dolor. "Él" es mucho más que su cuerpo físico. Cada paciente entra al consultorio médico con una historia de emociones y relaciones humanas; con un pasado. El cuerpo de cualquier individuo reacciona

---

[*] *Tension Myositis Syndrome,* TMS
[†] *Tension Myoneural Syndrome,* TMS
[‡] *Mindbody Syndrome,* MBS (igualmente TMS)

de una forma enérgica ante el miedo, la ira, el resentimiento, la tristeza, la frustración, la ansiedad, la culpa y la vergüenza; todo creado por pensamientos conflictivos. El Dr. Sarno volvió a colocar al paciente en la vía de la curación, impulsado por una sed de verdad y de luz. Los pioneros no siguen a las masas, las lideran, pero los apoyan solo unos pocos. Ningún libro del Dr. Sarno logró contar con un prefacio.

Yo mismo dediqué 10 años a la investigación hasta la publicación de **The Great Pain Deception**.* También he estado dando consultas, hablando y ayudando a personas con TMS durante más de 16 años. He sido testigo de personas que han conseguido curarse de muchos tipos de problemas de salud, en múltiples países, utilizando los conceptos del Dr. Sarno. Ha sido muy gratificante ser parte de un gran movimiento de ayuda a personas afectadas a través de la pedagogía. A lo largo de este camino he constatado las numerosas observaciones excelentes que hizo el Dr. Sarno, y cómo esas observaciones ahora están curando a numerosas personas, todos los días, y de manera espectacular.

Todos aquellos que han sido curados por el Dr. Sarno lo denominan *el buen doctor.*† Sus ideas, sin embargo, tienen tanto calado que no parece correcto llamarlo *buen médico*, lo correcto sería **gran médico**. A continuación se resumen sus 10 descubrimientos principales.

---

* *La gran farsa del dolor* (amazon.es/gran-farsa-del-dolor-acertados/dp/0996586652) el dolor crónico nos preocupa, nos distrae, nos tiene obsesionados, nos induce al autoengaño; la "industria" del dolor nos confunde *(N. del T.)*
† *Buen doctor*, por bondadoso y por extremadamente competente *(N. del T.)*

10

Muchas de las cirugías destinadas a solucionar el dolor crónico son placebos

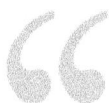

> Los placebos toman muchas formas: una gran variedad de tratamientos físicos, medicamentos, fármacos… y también la cirugía. Si el 'arquitecto celestial' aboliera repentinamente el efecto placebo en los humanos, se produciría un verdadero caos económico debido a que muchos de los tratamientos médicos actuales deben su éxito al efecto placebo.
>
> Dr. John Sarno, *La mente dividida*

Debemos fijarnos simultáneamente en el nuevo paradigma aportado por el *buen doctor,* así como en los ensayos más recientes sobre el efecto placebo, para darnos cuenta de que la mayoría de las cirugías de columna vertebral, de rodilla, de manos, de pies, de cuello y de hombros han contribuido poco o nada, en los últimos cien años, a la solución del dolor crónico. Con una gran mirada retrospectiva, impulsada por una enorme intuición, ahora podemos ver cómo las creencias de los pacientes son la verdadera causa de su curación. Rara vez lo es la cirugía en sí misma. Esto también es cierto para la mayoría de las modalidades terapéuticas, como la fisioterapia, la acupuntura, los productos para la regeneración de las articulaciones, la realineación y el fortalecimiento del *core,** etc. … La verdad se va imponiendo lentamente a partir de los muchos ensayos sobre el efecto placebo que, desafortunadamente, siguen siendo ignorados tanto por la *clase médica* como por la población en general.[1]

---

* *Core*: musculatura lumbo-abdominal *(N. del T.)*

Prueba de nada

En la década de los cincuenta, los investigadores se preguntaban si la técnica de atar las arterias dañadas (ligadura de la arteria mamaria interna) era mejor para los pacientes cardiacos, que no hacer nada. En aquel momento unos intrépidos científicos prepararon dos estudios independientes en dos ciudades distintas de los EUA. Se trataba de intentar comprender lo que realmente estaba sucediendo. Aparentemente, se habían obtenido grandes éxitos con las cirugías de ligadura en pacientes cardiacos, pero se quería saber si lo que se hacía estaba realmente dando buenos resultados. Para probar el éxito de esta cirugía se crearon dos grupos. A un grupo se le aplicó una cirugía de ligadura real y al otro grupo una cirugía simulada, en la que a los participantes se les hizo una incisión en el pecho... pero fueron suturados sin realizar la ligadura arterial. Los resultados finales demostraron que el grupo de control (con el que no se hizo nada) tuvo una mejoría mayor (83%) que el grupo que recibió la cirugía real (67%).[2]

Las cirugías de ligadura "exitosas" nunca habían aliviado nada. La creencia de los pacientes en que la cirugía había funcionado fue lo que logró el éxito.

Otros estudios demuestran este mismo concepto continuamente. Los pacientes de Parkinson que pensaban que habían recibido células madre embrionarias comenzaron a sentirse mejor, pero realmente se los había sometido a una cirugía simulada. Una mujer que estaba inactiva debido a sus síntomas de Parkinson, comenzó a patinar sobre hielo y a caminar después de haberse sometido a una falsa cirugía.[3]

Ted Kaptchuk, investigador sobre el efecto placebo, informó que durante sus ensayos, las personas a las que se les administró acupuntura simulada desarrollaron protuberancias rojas donde supuestamente se insertaron las agujas de acupuntura... aunque ninguna aguja llegara a penetrar en la piel. Otros participantes que participaron en ensayos de placebo con supuestos fármacos contra el dolor para reducir el dolor del brazo, del túnel carpiano, del codo, del hombro, de tendinitis y de la muñeca mediante el uso de las píldoras, confirmaron sentirse mejor. Sin embargo, nunca se les administró pastillas para el dolor; solo se les dio maicena.[4]

Un estudio de marzo de 2015, publicado en *The Clinical Journal of Pain*[5] sobre los efectos de la acupuntura, concluyó que el éxito de esta dependía de las expectativas del paciente. Si el paciente estaba plenamente convencido de su funcionamiento, los resultados eran mejores. Aquellos que no tenían buenas expectativas no mejoraron gran cosa. Lo mismo es cierto en el caso de muchas cirugías y en la mayoría de otros procedimientos médicos. Los únicos beneficios proceden de la actitud y las expectativas del paciente. El autor principal de ese estudio de 2015, la Dra. Felicity Bishop declaró: "Las personas que comenzaron con muy bajas expectativas de curación respecto a la acupuntura, las que pensaban que probablemente no obtendrían mejora alguna, tenían más probabilidades de experimentar menos beneficios a medida que avanzaba el tratamiento".

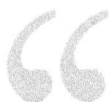

> Este estudio pone en evidencia la influencia del efecto placebo sobre el dolor.
>
> Dr. Stephen Simpson
> Director de Investigaciones en Arthritis Research UK

En 2002, el *Baylor College of Medicine* realizó un ensayo quirúrgico en rodillas deterioradas usando la artroscopia. Descubrió que la artrosis (el tipo más común de degeneración en las articulaciones) de la rodilla se cura igual de bien con cirugía que con cirugía simulada.[6] La Dra. Nelda Wray, investigadora principal de este estudio afirmó: "*El hecho de que la efectividad del lavado artroscópico o el desbridamiento en pacientes con artrosis de la rodilla no sea mayor que la cirugía con placebo nos lleva a pensar si el dinero que se gasta en estos procedimientos no se podría ser utilizar mejor".*

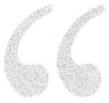

> Me disgusta tener que decirte esto, pero el efecto placebo de la cirugía puede ser el mayor de todos.
>
> Dra. Nelda Wray, Profesora de Medicina, División de Medicina Preventiva, Facultad de Medicina de la Universidad de Alabama

El Dr. Bruno Klopfer, informó sobre un paciente con cáncer de ganglios linfáticos al que se había tratado con un medicamento experimental llamado Krebiozen. El hombre se recuperó de muchos de sus voluminosos tumores, y lo estaba llevando todo muy bien... hasta que escuchó que el Krebiozen no era beneficioso. A partir de ese momento su salud empeoró hasta que regresó al estado en el que estaba antes de la administración del fármaco. El Dr. Klopfer le dijo posteriormente al paciente que le daría una forma más efectiva de Krebiozen, pero en realidad se limitó a darle agua esterilizada. Los tumores del paciente desaparecieron una vez más, porque creía fehacientemente que le estaban dando un medicamento más eficaz. Sin embargo, una vez que la AMA[*] anunció oficialmente la confirmación de que el Krebiozen *"no producía ningún efecto beneficioso"*, sus tumores reaparecieron y el paciente murió poco después.

La vertebroplastia es un procedimiento quirúrgico que utiliza la inyección de cierto tipo de cemento en vértebras fracturadas con el objetivo de consolidarlas. Se ha estado realizando con éxito en más de un millón de personas. Sin embargo, los creadores de esa técnica notaron que había veces en que el cemento se inyectaba por error en el lugar equivocado y, sin embargo, los pacientes igualmente mejoraban. Así que organizaron unas pruebas para examinar en

---

[*] AMA, American Medical Association (N. del T.)

detalle ese fenómeno y descubrieron que los pacientes se curaban de la misma manera tanto si se les aplicaba el cemento… como si no recibían nada en absoluto.

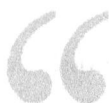

> … no hubo diferencias estadísticamente significativas en la mejora funcional entre los pacientes objeto de vertebroplastia y los sometidos a placebo.
>
> Dr. David Kallmes, Mayo Clinic

Una y otra vez, a través de un mayor conocimiento y de una observación más detallada, se hace obvio que muchas de las técnicas médicas comúnmente aceptadas han estado haciendo poco… o nada. En muchos casos, la mejora comienza antes de que los tratamientos se administren.[*] El poder de la creencia es inconmensurable y, actualmente, las personas creen ciegamente en los medicamentos y en la cirugía. El Dr. Gabor Maté tiene razón: "*hay muchas pruebas que demuestran que muchos tratamientos convencionales no están haciendo nada, pero la evidencia se pierde sin dejar rastro y no tiene ningún impacto en la práctica médica. La gente prefiere someterse a tratamientos médicos*".[†]

Los estudios sobre el efecto placebo han existido desde hace mucho tiempo, pero fue el Dr. Sarno quien reavivó el tema. En sus libros

- **Libérese del dolor de espalda** (1991)
- **Curar el cuerpo, eliminar el dolor** (1998)
- **La mente dividida** (2006)

---

[*] Rolfing, Feldenkrais, Alexander, *trigger points*, … son técnicas supuestamente dedicadas a solucionar el dolor… que "acabarán funcionando" más o menos si nuestra convicción en sus beneficios y en el terapeuta es total y absoluta. *(N. del T.)*

[†] El Dr. Gabor Maté es autor del libro **Cuando el cuerpo dice no**, editorial Gaia *(N. del T.)*

el Dr. Sarno reactivó la polémica, aportando nueva luz tanto sobre el efecto placebo como sobre la cirugía.

La cirugía de disco intervertebral no es la panacea para el dolor de espalda, pero el procedimiento se continúa aplicando a diario porque los cirujanos lo recomiendan y los pacientes lo siguen aceptando.[7] Esas cistectomías no son necesarias en la gran mayoría de los casos, y a menudo un resultado positivo puede deberse al increíble poder de la **convicción aceptada**, a través del fenómeno placebo/curación. El Dr. Sarno lo demostró con decenas de miles de personas a las que ayudó a sanar sin cirugía, a pesar de que a esas mismas personas se les había asegurado que necesitaban, "sí o sí", la cistectomía para superar su dolor.

La palabra latina placebo significa *complacencia*. El hecho de "operarse" es muy atractivo para el paciente que cree profundamente en que tanto la cirugía como el cirujano darán con la solución, como sucede muy a menudo. Gran número de personas siente una mejora postoperatoria porque se les aleja de su ambiente habitual, infestado de **tensión** psicológica/emocional, y pasan a disponer de un tiempo para recuperarse... lo que de todos modos hubiera sucedido sin recurrir a la cirugía. Este concepto es aplicable a casi todo el dolor crónico, desde la cabeza hasta los pies.

Pero ahora, con los éxitos asombrosos obtenidos por el Dr. Sarno, la *caja de Pandora* ya se abrió de par en par, poniendo en tela de juicio los verdaderos resultados de muchos tipos de cirugías y numerosos otros procedimientos terapéuticos. Es frecuente que muchos pacientes se autoengañen pensando en que un procedimiento ha funcionado, cuando en realidad el éxito se debe a su propia **convicción**; y todo eso mezclado con las interacciones complejas entre el *Ego*, el *placebo* y la *equivalencia entre síntomas.*[*]

---

[*] *Equivalencia entre síntomas* supone atribuir el mismo origen, TMS, a dolencias aparentemente muy distintas, según la medicina oficial *(N. del T.)*

Mientras más nos acercamos, más nítida resulta la imagen. Sin embargo, no podemos enfocar nada a menos que podamos ver qué se encuentra fuera de foco. El Dr. Sarno reenfocó la imagen: la mayoría de las cirugías y los procedimientos médicos son placebos. El concepto no es nuevo. Hubo personas brillantes que vienen observando ese fenómeno durante siglos.

> Uno de los médicos más prestigiosos que he conocido me ha asegurado que usó más pastillas de harina, gotas de agua coloreada y polvos de ceniza de nogal... que de todas las otras medicinas juntas. Sin duda fue un fraude piadoso. Pero al médico intrépido no le importa sustituir la presunción por el conocimiento... el paciente, tratado según la teoría en boga, a veces se recupera **a pesar del** medicamento.
>
> Thomas Jefferson, carta al Dr. Caspar Wistar,
> 21 de junio de 1807

9

Miedo a la actividad física

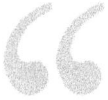

> Uno debe enfrentarse al TMS, luchar contra él... o los síntomas persistirán.
>
> Dr. John Sarno, *Libérese del dolor de espalda*

El Dr. Sarno usaba el término "physicofobia" en inglés para denominar el *miedo a la actividad física*, un distractor más efectivo que el dolor en sí mismo. El miedo al movimiento defiende al dolor protegiéndolo, evitando así la curación. Si usted tiene miedo a levantar a su hijo pequeño, a sentarse en una silla o a hacer ejercicio, entonces ese miedo es en sí mismo una ayuda excelente para evitar sentir las emociones "*incorrectas*" que se esconden detrás de su dolor, mejor que la experiencia (sensación) del dolor por sí mismo.

La mayoría del personal sanitario que se dedica al tratamiento del dolor les piden encarecidamente a los que lo padecen que "*tenga precaución*" y "*vaya con mucho cuidado*", porque creen que el cuerpo del paciente debe tratarse con prudencia para evitar daños mayores. Si tenemos en cuenta el TMS, ese consejo no hace más que empeorar las cosas. El *buen doctor* escribió:

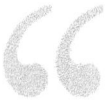

> Las diversas disciplinas de salud que se ocupan de los problemas de la espalda han tenido éxito en crear un ejército de personas parcialmente discapacitadas en este país[*] al aplicar conceptos erróneos sobre supuestos daños estructurales y lesiones como justificación del dolor de espalda.
>
> Dr. John Sarno, *Libérese del dolor de espalda*

---

[*] EUA, USA *(N. del T.)*

El Dr. Sarno refutó el viejo paradigma diciéndoles a los afectados que se volvieran mucho más enérgicos en sus movimientos físicos... porque no hay nada "averiado" ni verdaderamente deteriorado en la columna vertebral. No hay nada que alguien deba "reparar". Si la estructura de la columna vertebral fuera la causa del dolor de espalda ¿por qué la tasa de dolor de espalda disminuye después de cumplir los 50 años? Se supone que este problema debería empeorar con el envejecimiento, pero no lo hace... porque la estructura anatómica no es la causa de la mayoría de los dolores de espalda.

Somos mucho más fuertes de lo que creemos. Nuestros cuerpos pueden resistir mucho más de lo que nos han dicho. Sin embargo, desafortunadamente, la *industria del dolor* nos ha lavado el cerebro para que creamos que somos frágiles, que nos deterioramos fácilmente y que necesitamos constantes reparaciones. La mayoría de los que sufren dolor crónico creen que para sanar necesitan proteger su cuerpo. Pero en realidad lo que el paciente necesita para curarse es activar su cuerpo... y tomar conciencia de lo que le está sucediendo a nivel psicológico.

La mayoría de las personas con dolor crónico conocen bien los protocolos habituales: permanecer acostado, apoyarse en almohadas, tener los pies elevados, mantener el cuerpo "envuelto en algodón" y dotarse de todo tipo de "barricadas" de protección. Todo esto tendría sentido si el cuerpo estuviera dañado. Pero justamente es por eso por lo que hay una verdadera epidemia de dolor. Es primordial deshacerse paulatinamente del miedo al daño anatómico/estructural y del miedo al movimiento. El miedo a la actividad física colabora directamente con la estrategia de engaño que trama el cerebro. El movimiento físico riguroso enseña al cerebro a reaccionar de manera diferente al movimiento y reduce radicalmente el miedo una vez que la persona se da cuenta de que el movimiento no la está empeorando. El dolor puede aumentar a corto plazo, pero a la larga no empeorará sino que mejorará. El miedo al movimiento mantiene el dolor recurrente. Esta línea de pensamiento es contraintuitiva a lo que la mayoría entiende, pero también la mayoría de los pacientes se beneficiaron del consejo del *buen doctor*. Él nos enseñó a desafiar el dolor y a nunca dejar que nos controle.

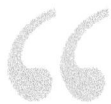

> No puedo recordar a ninguna persona que posteriormente me haya dicho que el consejo que le di (recupere su actividad física) le causara problemas posteriores en la espalda.

Dr. John Sarno, *Libérese del dolor de espalda*, p. 80

Esto se aplica a todo tipo de dolor TMS, desde los pies y las manos hasta los hombros y las rodillas y de la cabeza a los pies. La curación ocurre cuando puedes hacer cualquier cosa que quieras con poco o ningún dolor… y cuando ya no temes a tu dolor. Se necesita confianza, y el miedo es producto de una falta de confianza. Mientras temamos a nuestro dolor, el dolor persistirá. El miedo debe superarse, y eso comienza cuando desafiamos el miedo al movimiento. Esto se puede hacer de manera gradual o radical, después de que se haya producido una cierta curación inicial y se haya generado cierta confianza.

8

Suspender todo tipo de tratamiento

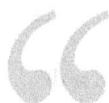

> Otro elemento esencial para una recuperación total pasa por el abandono de todas las formas o terapias de tratamiento físico… Los pacientes generalmente se sorprenden cuando se les sugiere que dejen de hacer los ejercicios y estiramientos que les han enseñado a hacer…
>
> Dr. John Sarno, *Libérese del dolor de espalda*

Lo que mantiene al paciente en el dolor crónico es la creencia en un cuerpo físico lesionado, enfermo o dañado. Por lo tanto, el uso de cualquier tipo de modalidad de terapia refuerza erróneamente la creencia, en la mente del paciente, de que el cuerpo se encuentra de alguna manera "averiado" o de que es "defectuoso". Según el Dr. Sarno la verdadera "curación" requiere conectar los síntomas [físicos] con las emociones "incorrectas", alejar la conciencia del cuerpo y permitirse ciertos *sentimientos* incómodos o desagradables, volver a la *actividad física* y al verdadero *objetivo* a conseguir. Y siempre desde la **atención plena**.

Todo lo que el paciente esté haciendo "*para aliviar el dolor*" debe ser suprimido. Esto incluye manipulaciones quiroprácticas, fisioterapia, osteopatía, estiramientos, fortalecimiento muscular, cirugía, infiltraciones de esteroides, técnicas de alineamiento óseo, cintas kinesiológicas, ungüentos, aparatos o plantillas ortopédicas, *tapping*, masajes, … Todas esas cosas son *nocebos*.

Nocebo es una palabra latina que significa *perjudicaré*. Las distintas modalidades terapéuticas no son un problema por sí mismas; el problema radica en los diagnósticos erróneos. Teniendo en cuenta que el concepto TMS presupone que anatómicamente nada está mal, cualquier técnica convencional destinada a una supuesta curación mantiene dramáticamente la conciencia centrada en el cuerpo, por lo que debe abandonarse, por más que parezca que esté aportando algo de ayuda: el posible alivio se debe al efecto placebo.

Todos los consejos y trucos sobre cómo curar el dolor empeoran las cosas debido al efecto *nocebo*, magnificado por la influencia arquetípica del profesional y sus bienintencionadas, aunque nefastas, palabras. La mayoría de las personas cometen el craso error de creer que todo lo que les dice el médico es cierto; pero con respecto al dolor de tipo TMS, casi nada de lo que el profesional de la salud les dice es correcto.

A menudo la gente se confunde y llega a suponer que lo debería detener absolutamente todo. Pero en realidad las únicas prácticas que deben suprimirse son aquellas que pretenden sanar el cuerpo. Técnicas como el masaje están bien. El masaje hace exactamente lo que se supone que debe hacer: relajar y calmar. Por lo tanto, el masaje puede continuarse siempre que se entienda que no se lleva a cabo para conseguir la curación, sino solo para obtener relajación y reducción de la **tensión** psicológica/emocional. Además, como el Dr. David Schechter ha declarado, "*está bien recibir un masaje, pero es vital asegurarse de que sea un **masaje silencioso**"*. Los masajistas, a menudo, acostumbran a "regalar" a sus clientes observaciones del tipo "manguitos rotadores dañados", "mala alineación ósea", "discos intervertebrales abultados" y "partes del cuerpo desgastadas o deterioradas". Todos estos supuestos "diagnósticos" no hacen otra cosa que empeorar el problema, porque refuerzan en la mente del paciente que *algo está mal* en su anatomía, cuando ciertamente no es el caso. Mientras se recibe un masaje es mejor hablar sobre los últimos resultados de fútbol o sobre algo realmente importante... *¿quién sigue siendo más atractivo, Angelina Jolie o Brad Pitt?*

Y lo mismo es cierto para actividades como fortalecimiento o estiramientos musculares, yoga, etc. Mientras estas cosas se realicen por su propio bien y por una sensación de bienestar general, pueden continuar. Nuestro Ser más profundo sabe exactamente por qué se realiza tal actividad; no se deja engañar. Por lo tanto, debe suspenderse cualquier modalidad terapéutica centrada en el cuerpo, pero no hay que dejar de vivir, de relajarse, de reír, de aprender, de moverse… ¡y de liberarse del miedo!

7

El cerebro *usa esporádicamente* las alteraciones y/o deformidades del cuerpo

Espurio: *no verdadero; falso.*

Correlación: *una relación entre fenómenos que se dan de forma simultánea.*

Correlación espuria: *una suposición equivocada de que dos fenómenos están correlacionados (causa → efecto), cuando en realidad no lo están. Una correlación espuria es el resultado de un tercer factor que, aparentemente, no es evidente en el momento de la observación.*

Las correlaciones espurias encontradas a diario en múltiples investigaciones acostumbran a proporcionar información sin ningún tipo de valor. Pero a todos nos encanta disponer de investigaciones, que exigimos sin cesar, a pesar de la falta de una correlación significativa entre sus resultados. Las investigaciones son a menudo los procesos de buscar la verdad... distorsionándola. Raramente se descubre la verdad completa, pero los estudios e investigaciones pueden proporcionar información valiosa si su objetivo es buscar diferentes aspectos de la verdad y no simplemente acceder al conocimiento por el conocimiento. El problema verdadero radica en la dificultad para establecer las condiciones de cualquier investigación. Si una investigación se plantea incorrectamente, se obtiene GIGO.[*]

El Dr. Sarno, a partir de su vasta experiencia, hizo una declaración valiente y perspicaz: *"el cerebro usará a veces las anormalidades del*

---

[*] *garbage in, garbage out:* literalmente *"si entra basura, basura saldrá"* (N. del T.)

cuerpo". Las alteraciones físicas incluyen afecciones tales como discos herniados, cartílagos con artrosis,[*] desgaste y desgarro en los meniscos de las rodillas o en los manguitos rotadores, así como el diagnóstico altamente cuestionable de dolor como resultado de "hueso contra hueso" (que algunos dudan incluso de que exista) por desaparición del cartílago. El Dr. Sarno también expuso una polémica afirmación: "*La idea de que los nervios se encuentran pinzados es pura fantasía; una vez más... mucho ruido y pocas nueces*". A veces una "anormalidad" en la columna vertebral se localiza en el lado derecho... pero el dolor se observa en el lado izquierdo. Algunas veces el dolor de espalda estará al mismo nivel que el correspondiente a una hernia discal, pero en otras ocasiones el dolor se localizará a diferente nivel que el correspondiente a la supuesta anormalidad. Aunque las localizaciones del dolor y del "defecto" coincidan ¿podría tratarse de una correlación espuria? Una protrusión discal intervertebral abultado o protruido raras veces es la causa del dolor de espalda (lumbar) o de cuello (cervical). El dolor es casi siempre debido a una **mínima reducción del flujo sanguíneo (*ergo* de oxígeno) creada por el cerebro mediante el sistema nervioso autónomo (SNA).**[†] En cualquier relación espuria, los dos fenómenos presuntamente vinculados no tienen ninguna conexión directa, sino que se encuentran conectados erróneamente por coincidencia o por un tercer factor oculto, conocido como *factor de confusión.* En el caso del TMS, en la gran mayoría del dolor crónico, ese tercer factor, no fácilmente observable en el momento del examen, lo constituyen las poderosas emociones "incorrectas" que están interfiriendo en las funciones correspondientes al SNA.

Hay casi tres docenas de estudios que han demostrado que las hernias discales son solo coincidentes con las localizaciones del dolor,

---

[*] también denominada osteoartritis *(N. del T.)*
[†] Hipótesis: una ligera **isquemia o anoxia** *(N. del T.)*

lo que da la razón al Dr. Sarno. Pero casi nadie se interesa por tales conclusiones. Las hernias discales por sí mismas no causan dolor de espalda, sino que es el cerebro el que a menudo usa malformaciones como las hernias discales, la artrosis, el estrechamiento (estenosis) del conducto vertebral y las degeneraciones óseas (espondilosis), cuando es necesario "convencer" más firmemente al paciente de que tiene un problema anatómico o estructural. Estos "defectos" incluyen numerosas anormalidades en hombros, rodillas, manos, pies y caderas así como en otros lugares. Esta es una observación tremendamente perspicaz que se encuentra en la base de la comprensión de la verdadera solución para el dolor crónico.

Durante momentos de gran **tensión** psicológica/emocional, las localizaciones de antiguas lesiones o de cambios degenerativos significativos a menudo comienzan a doler, lo que hace que la víctima de la artimaña cerebral piense que se ha producido una repetición de la lesión, o de que la "deteriorada" rodilla se está volviendo a quejar. Pero eso no es lo que realmente está sucediendo. El cerebro vigilante/protector* simplemente está buscando un objetivo, y las lesiones antiguas son lugares en los que estamos predispuestos a aceptar la existencia de un problema que recuerda constantemente la vieja "lesión". Esta es la conciencia que tiene el cerebro para saber dónde están ocurriendo todos los cambios anatómicos o dónde ocurrieron hace años. Una vez más, la prueba de que estas localizaciones de "lesiones" o malformaciones no son las causas del dolor es el hecho de que la gran mayoría de las personas afectadas con TMS consiguen curarse... aunque los "defectos/malformaciones/lesiones/degeneraciones" sigan allí.

El Dr. Marc Sopher escribió: "Jack era un formidable atleta, pero ahora, con 40 años, sufre dolor en la cadera izquierda. Su ortopedista le dijo que se beneficiaría de una prótesis de cadera, ya que la imagen

---

* A menudo hipervigilante y sobreprotector *(N. del T.)*

de rayos X mostraba cambios degenerativos significativos. Después de esta visita, el dolor en su cadera izquierda aumentó, cosa que me comentó en el momento de su examen físico anual. Cuando me dijo que su cadera derecha la notaba perfecta, le pedí que comparara las radiografías de ambas caderas. En la imagen de rayos X las dos caderas mostraban los mismos cambios degenerativos, sin embargo, su cadera derecha ¡no le dolía! Le aconsejé que aplazara la cirugía de implante de prótesis, que reanudara su actividad física y que no prestara demasiada atención a sus caderas. Siguiendo estas instrucciones, sus molestias disminuyeron y él retomó con éxito tanto el ejercicio físico como el atletismo".

La correlación espuria es un factor importante en las epidemias de dolor que se extienden como una plaga en todo el mundo. A los pacientes con osteofitos (espolones óseos), artrosis de tobillos y de caderas, hernias de disco intervertebral y una miríada de otros cambios estructurales se les dice rutinariamente que estos "defectos" están causando su dolor, aunque, en la gran mayoría de todos los casos, eso sea falso. Estas "deformidades" son "incidentales al dolor", es decir, están allí: el cerebro las usará para atacar "cuando crea que resulta necesario hacerlo".

El Dr. Sopher, junto con muchos otros médicos, ha declarado que las infecciones también pueden ser incidentales, ya que a menudo el medicamento elimina la infección, pero el problema persiste. Consecuentemente, problemas como la **tensión** psicológica/emocional pueden causar dolor de garganta: cuando el sistema inmunitario se ve comprometido, la infección se cuela por detrás. Luego se culpa a la infección del dolor de garganta, pero, en muchos casos, la infección no fue la causa, fue un subproducto.

El ejemplo más común de todo lo anterior es la úlcera estomacal. Casi todo el mundo en el planeta Tierra tiene la bacteria de la úlcera en el estómago, pero solo aquellos que se encuentran sometidos a gran estrés llegan a enfermar. El estrés compromete el sistema inmunitario, lo que permite que las bacterias ya presentes proliferen. La bacteria no causa la úlcera; es su efecto ulterior.* Lo mismo es cierto para la hernia de disco intervertebral. Las hernias discales existen pero raramente son la causa del dolor de espalda. Es probable que las propias hernias estén allí *antes de la supuesta lesión*, pero no había ninguna razón para realizar imágenes de RMN† antes de que empezara el dolor. Por lo tanto, no se tenía ningún conocimiento de que la hernia ya existía previamente.

El Dr. Waleed Brinjikji, junto con sus colegas, realizaron un metanálisis de 33 artículos sobre más de 3,100 personas con anomalías de disco lumbar, pero que no sufrían dolor. Los científicos declararon que los hallazgos de degeneración de disco, pérdida de separación intervertebral, pérdida de altura de disco, protrusión discal y artropatía facetaria son *"parte del envejecimiento normal, en vez de procesos patológicos que requieran intervención"*. Y concluyeron, *"estos hallazgos sugieren que en muchas imágenes de RMN las características degenerativas pueden ser parte del envejecimiento normal y no se deberían asociar necesariamente con el dolor lumbar, especialmente cuando se las observa de manera incidental"* [8]

Todo lo anterior, una vez más, encaja perfectamente con las conclusiones clínicas del Dr. Sarno. El dolor desaparecerá sin ningún tipo de intervención externa si el paciente es capaz de aceptar profunda y sinceramente la idea de que el dolor no proviene de los cambios anatómicos y/o estructurales.‡ El cerebro solo usa los cambios corporales para su propósito. Sin duda alguna esta es una observación sorprendente.

---

* Algo parecido a lo que ocurre con el herpes: el *herpesvirus* se puede activar bajo situaciones de fuerte estrés emocional *(N. del T.)*
† Resonancia Magnética Nuclear *(N. del T.)*
‡ Rendirse (para vencer!) a la evidencia, a la realidad, a la verdad *(N. del T.)*

6

La relación rabia / calma

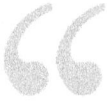

> Supongamos, sin embargo, que hay otro elemento en la
> ecuación; que no es simplemente la cantidad de rabia o
> ira lo que provoca los síntomas, sino la presencia o
> ausencia de factores tranquilizantes que actúen de
> contrapeso... La aparición de síntomas físicos indica
> demasiada rabia o furia e insuficientes factores de sosiego
> que la puedan neutralizar.
>
> Dr. John Sarno, *Curar el cuerpo, eliminar el dolor*

En su tercer libro, **La mente dividida**, el *buen doctor* nos presenta
la importante relación rabia / calma. La idea subyacente en ella es
que los seres humanos son objeto de todo tipo de factores estresantes,
de frustraciones, de humillaciones, de ofensas, de resentimiento, de
fracasos y de decepciones, lo cual se traduce en buenas dosis de ira (o
de rabia) en sus vidas. El modo de vida que han elegido es
determinante en la importancia que lleguen a tener esos factores:
cómo se han adaptado para reaccionar ante ese tipo vida y, por
supuesto, ante los traumas emocionales que inevitablemente se
experimentan a lo largo de los años.

Sin embargo, también es posible que la relación rabia / calma esté
determinada por la imposibilidad de recibir suficiente placer o motivos
para la calma, imprescindibles para contrarrestar ciertos determinados
niveles de estrés y de **tensión** psicológica/emocional. Los afectados a
menudo no se sienten dignos de gozo y diversión, de ser felices o
incluso de ser amados; sienten que el "castigo" que reciben es merecido
porque son víctimas de una enorme culpabilidad, y creen que el placer
y la diversión son vivencias que no merecen experimentar. Si intentan
disfrutar de alguna situación gratificante, su predisposición a la
culpabilidad les impide ser conscientes de la grandeza del momento.

Un sentimiento de *no considerarse dignos* les consigue robar el placer desde el momento en que miran sus relojes y reflexionan sobre todo lo que *deberían estar haciendo* para ser "mejores personas".* Su perfeccionismo, así como su necesidad de *tener el control*, les robará la alegría, pues el concepto de alegría pertenece al presente, sin restricciones ni cortapisas. La alegría es un atributo del *aquí y ahora*.

Los trastornos de mente-cuerpo son formas de autocastigo contra autoimágenes que se rechazan. Por lo tanto, los que los padecen han perdido autoestima y no se sienten legitimados para buscar el placer. Se trata de personas que, a menudo, han sido criticadas, rechazadas, humilladas y maltratadas verbalmente, o que han experimentado lo que el Dr. Sarno etiquetó como *abusos sutiles*. Muchos padres bienintencionados usan la *educación vía humillación* para sacar más provecho de sus hijos, diciéndoles cosas como, *"¿Por qué no puedes obtener las mejores notas en la escuela? Deberías estar avergonzado de ti mismo"*. Estos padres no pegan a sus hijos, los aman, pero verbalmente los empujan a ser *más y mejores*, aunque dejen de ser ellos mismos. Con todo ello, el conflicto emocional está garantizado.

Todos estos mensajes sutiles los recibe el niño como *"no soy suficientemente bueno"*. A pesar de ello muchos terminan siendo grandes artistas, científicos o deportistas; demuestran poseer un gran talento y consiguen destacar y tener éxito en su profesión. Son individuos que superan su baja estima y su sentimiento de inferioridad obteniendo éxitos. Pero a menudo hay un precio a pagar por estar atrapado en la vergüenza de *no ser lo suficientemente bueno*: la salud.

Por supuesto, hay niños que han sufrido abuso y abandono que fácilmente autorreprimirán una rabia considerable cuando lleguen a ser adultos. Su ira es comprensible, pero no significa que tengan que sufrir para siempre, o que no merezcan placer.

---

* Mejores padres, mejores hijos, mejores profesionales, mejores ciudadanos, ... *(N. del T.)*

Los afectados de ese tipo no acostumbran a estar necesariamente abrumados por su estrés y por su rabia, pero es posible que no se permitan divertirse ni gozar lo suficiente. Con frecuencia se trata de excelentes personas... a las que les falta equilibrio emocional, aspirando a dar más de sí mismos de lo que posiblemente puedan dar, dando más de lo que sienten que están recibiendo a cambio. Las exigencias que se imponen a sí mismas para ser amadas y aceptadas, y para evitar ser rechazadas, crean en ellas una cantidad notable de estrés y de **tensión** psicológica/emocional. A menudo incluso tienen problemas para disfrutar de lo que ya han conseguido llevar a cabo.

Podemos distinguir dos tipos de estrés: el bueno y el malo.[*] El estrés bueno y saludable es justamente el que les falta a las personas con dolencias o dolor crónico. Este estrés necesario y positivo libera al torrente sanguíneo dopamina y oxitocina, hormonas que hacen que nos sintamos bien y que tengamos una sensación general de plenitud y energía. Desafortunadamente, el individuo furioso, víctima del estrés negativo, siente angustia en lugar de bienestar, probablemente como resultado de una percepción defectuosa de la realidad. La manera en que cualquier persona percibe los eventos diarios es un factor importante en cómo responderá su cuerpo a tales eventos. El estrés positivo puede prolongar la vida, ya que aumenta la buena salud y la vitalidad. El estrés negativo causa ira, furia, enojo y todo tipo de problemas de salud. La única diferencia entre los dos efectos radica en cómo se perciben los eventos de la vida, no en los propios eventos. Por supuesto, una verdadera tragedia es legítimamente percibida como angustiosa y es fuente de estrés negativo, pero independientemente de tales excepciones todos los pequeños momentos a lo largo del día están abiertos a la interpretación que nosotros prefiramos darles. La gran mayoría de las personas afectadas por dolor crónico perciben muchos

---

[*] *Eustress y distress*, respectivamente, en inglés *(N. del T.)*

de los acontecimientos cotidianos como angustiosos al interpretarlos a través de un prisma falso.

Aprender a divertirse y a gozar, permitirse estar alegre y ser genuinamente feliz alivia el dolor y apaga el fuego de la ira. Pero, debido a sentimientos de culpa y a la *tiranía de los "debería"*, ciertas personas simplemente no se permiten ser conscientes de disfrutar de "demasiada diversión".

Los comentarios de mis pacientes a menudo acaban siendo *"Me estoy curando"* ... o, *"Mi cuerpo ya está curado"*. Éstas son buenas declaraciones que van en la dirección de revertir nociones falsas sobre un cuerpo supuestamente averiado. De hecho, muchos *gurús de la sanación* piden a la gente que afirme cosas como: *"Merezco ser amado... Perdono fácilmente... Tengo valor... Yo valgo"*. Estas afirmaciones son mejores que nada... pero no llegan directamente a la raíz del problema: **la necesidad del dolor**. Muchos de los afectados por dolor crónico no se sienten merecedores de la alegría vital, por lo que evitan, tanto como pueden, el placer y el gozo reemplazándolos por la preocupación permanente. Para poder conseguir un estado mental equilibrado los sentimientos y los pensamientos negativos deben ser contrarrestados. Cuando una persona se siente digna, valorada y amada, se permitirá disfrutar y relajarse... y el cuerpo comenzará a curarse.

Una frase que se debe tener en cuenta es *"Trabaja intensamente... y luego diviértete mucho"*.[*] Es muy habitual que ciertas personas renuncien a algunos días libres de sus obligaciones o que consideren que deben aprovechar su tiempo libre para seguir trabajando. ¡Cuidado! El dolor (o cualquier otro tipo de síntoma o dolencia) puede llamar a la puerta en cualquier momento. La intuición del *buen doctor* una vez más fue clarividente: la presencia de los síntomas podría simplemente deberse a la ausencia de vivencias reconfortantes y tranquilizadoras.

---

[*] del inglés Work hard, play hard *(N. del T)*

5

El barómetro emocional

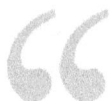

> … la aparición de un espasmo agudo significa que tiene que haber algo psicológico en marcha, pues el TMS es un barómetro emocional.
>
> Dr. John Sarno, *Libérese del dolor de espalda*

Es muy habitual escuchar a muchas personas decir: *"Oh, eso ya no me molesta/irrita, lo superé hace mucho tiempo"* … o … *"¡Me va muy bien en la vida!"*. Sin embargo, esas mismas personas no son conscientes de que hay procesos emocionales que, sin cesar, ocurren fuera de su conocimiento y que se encuentran ocultos en el inconsciente: no sienten dolor, ni miedo, ni ira, ni frustración.

Inconsciente significa que no es conocido. La única forma en que esas personas se den cuenta de que estas emociones negativas o "incorrectas" existen es a través de los síntomas desagradables que notan en su cuerpo. Si la persona padece de TMS, u otros síntomas crónicos, debería llegar a entender que aquel agravio, aquella humillación, aquella ofensa, aquel trauma emocional, aquel fracaso, aquella frustración… nunca fue *"superada del todo hace mucho tiempo"*. Esas personas, en lo más profundo de sí mismas realmente no pueden reconocer que su vida *"va bien"*. "Aquello" que un día ocurrió todavía las está perturbando más allá de su conocimiento. Dicen que ya no les afecta y que lo han superado todo… pero no es cierto. Se trata de una **formación reactiva.**[*]

---

[*] La **formación reactiva**, un concepto del psicoanálisis, surge como defensa contra una pulsión perturbadora o "incorrecta"; el sujeto construye una reacción contra la expresión de su deseo con el objetivo de protegerse de él. *(N. del T.)*

La **formación reactiva** es un mecanismo de defensa psicológica utilizado para proteger al Ego y reducir la ansiedad. El Ego, distorsionando los impulsos inconscientes no deseados en una forma socialmente aceptable, intenta evitar la vergüenza al pretender adherirse al impulso opuesto. En otras palabras, las personas a veces se comportan de manera opuesta para ocultar sus verdaderos sentimientos. Por ejemplo, si alguien odia a alguien y puede querer matarlo, quizás será demasiado amable con esa persona para ocultar el impulso repulsivo de querer dañarlo. Esta *formación reactiva* también se da en niños que han sufrido abusos pero que corren a los brazos del abusador; y también en el llamado *Síndrome de Estocolmo*: las víctimas acaban sintiendo empatía hacia sus secuestradores.

Un barómetro es un aparato que mide la presión atmosférica. Un *barómetro emocional* mide la "presión" de las emociones sobre cada uno de nosotros. Casi todos los dolores y muchas de las enfermedades y dolencias son fluctuaciones "barométricas" debidas a las emociones. La salud del cuerpo, en cualquier momento, es un *informe certificado* sobre las poderosas emociones "incorrectas" no sentidas y la sensación de aislamiento. A su vez esas emociones también son un *certificado oficial* sobre la salud de nuestras relaciones con los demás y, especialmente, la relación con uno mismo, con el Self, ya que no hay diferencia entre los otros y el Self.

El cuerpo físico refleja el estado de nuestras relaciones con los demás: el miedo, la ira, el rechazo, el aislamiento. Sin embargo, debido al Ego y a la autorrepresión, las emociones asociadas al estado de esas relaciones, en su mayor parte, permanecen sin ser reconocidas, por "incorrectas", hasta que un síntoma aparece de repente. El síntoma nos dice que algo nos está molestando profundamente porque no podemos, o no queremos, admitir ese "algo". El Self más profundo se está expresando a través del cuerpo y puede ser monitorizado por la presión emocional.

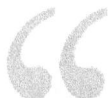

> En cada uno de nosotros hay otro a quien no conocemos.
>
> Carl Jung

Acceder a este lado nuestro, desconocido y no sentido, es un verdadero problema, porque el cerebro es astuto cuando se trata de ocultar la vergüenza. Pero sabemos que este lado "oscuro" existe gracias los grandes hallazgos, realizados en los últimos 100 años, por Josef Breuer, Franz Alexander, Sigmund Freud, Georg Groddeck y también por el gran Carl G. Jung, entre otros. El Dr. Sarno seguramente formará parte de este grupo de personajes debido a lo bien que ha sabido combinar cuerpo (ciencia médica) con mente (psicología), al igual que lo hicieron Alexander y Groddeck. El *buen doctor* era un gran observador de sus pacientes, una virtud rara entre los médicos actuales. Era un médico de la vieja escuela, un hombre que practicaba lo que predicaba y ponía al paciente por delante de todo.

La división entre los campos de la mente y el cuerpo es el principal problema de salud en la actualidad. Los médicos tratan los cuerpos y los psicólogos tratan las mentes. Son muy pocos los que entrarán en ambos campos porque ninguno de los dos se siente cómodo visitando el territorio contrario. Además, los campos especializados multiplican los problemas dividiéndolos en entidades separadas. Pero la mente y el cuerpo de una persona nunca están separados. Lo que sucede en la mente se refleja en el cuerpo en todo momento; sin embargo, la mayoría de los profesionales de la salud modernos solo parecen ver el cuerpo como la causa de cualquier problema de salud.[*]

Los diversos campos de conocimiento han etiquetado cuidadosamente los nombres de muchos trastornos y dolencias (como fibromialgia, síndrome complejos de dolor regional, distrofia

---

[*] Se considera que CUALQUIER dolor SIEMPRE es indicativo de daño corporal (lesión, enfermedad, patología, …), aunque a veces se desconozca su etiología.

simpática refleja, trastorno de estrés repetitivos, neuralgia pudenda, fascitis plantar, síndrome de la banda iliotibial, síndrome piriforme, fatiga crónica, ...) para seguir estudiándolos y para capitalizar aún más un supuesto conocimiento sobre ellos. El Dr. Sarno volvió a reunir todas estas dolencias en una forma más reconocible mediante la reintroducción del concepto de **trastornos psicosomáticos**[9] en un mundo obsesionado por el tratamiento físico de los síntomas. Lo hizo conectando las emociones con los síntomas físicos. Esto, tal y como él mismo lo describió, fue considerado una *grave herejía*. Ni la industria de la salud ni los pacientes afectados querían saber nada de sus propuestas. Los profesionales de la salud (médicos, investigadores, la farmaindustria) no querían escucharlo porque estaban convencidos de que brindaban a sus clientes más soluciones médicas de las que todos sus predecesores habían brindado anteriormente ... pero también porque sacaban grandes beneficios de su actividad.* Por otro lado los pacientes no querían escuchar que sus síntomas físicos provenían de sus emociones tal y como el Dr. Sarno pretendía explicarles.

Muchos de los síntomas físicos que nos afectan son el resultado de un proceso emocional, detectable gracias a nuestro *barómetro emocional* interior. Somos seres emocionales, nos guste o no. ¿Hay síntomas físicos que no provienen del estado mente-cuerpo? Sí, por supuesto. Hay muchos síntomas fuera del ámbito de mente-cuerpo, pero aun así, la mayoría de los problemas de salud comunes son de tipo TMS: emociones no sentidas. Las víctimas de tales síntomas no son conscientes de ello porque su cerebro las engaña y porque a muchos no les interesa para nada saberlo. La mayoría de tales personas

---

* El verdadero mensaje de cómo curar el dolor crónico resulta bloqueado constantemente por la industria médica/farmacéutica, que obtienen enormes beneficios de los tratamientos oficiales, y por las revistas científicas que se lucran de esa industria. *(N. del T.)*

se contenta con la noción de un cuerpo defectuoso/dañado/lesionado porque les proporciona una cobertura perfecta de los mismos conflictos emocionales que ocultan sus síntomas.

Debido a una fuerte tendencia autorrepresiva, muchos de los afectados nunca se dan cuenta de que están teniendo emociones "incorrectas" muy poderosas que acaban generando **tensión**. Cuando llega el dolor, muchas personas creen que, de algún modo, se han lesionado con un determinado movimiento brusco o que su dolor es el resultado de una "pieza desgastada" del cuerpo. Pero lo que realmente ocurre es, simplemente, que han alcanzado su límite autorrepresivo personal.[*] Lo que hace el movimiento físico es desencadenar un estallido de preocupación y de obsesión mental en forma de síntomas físicos (dolor, etc.).

Casi todos los dolores se inician con un desencadenante (o con más de uno); el "disparo" de dolor que supone este desencadenante confirma con fuerza en la mente del paciente que realmente se ha producido una lesión. Contrariamente, los síntomas del TMS también pueden aparecer sin necesidad alguna de este desencadenante: sin relación con ningún movimiento se produce un ataque agudo de dolor. Cuando la mente necesita ayuda para esconder ciertos aspectos del Self, el cuerpo se la prestará siempre. El cuerpo es la mente inconsciente, como así lo planteó la difunta Dra. Candace Pert, en su trabajo sobre la interacción entre la mente y el cuerpo. El trabajo pionero de Candace Pert,[†] como neurocientífica en los *Institutos Nacionales de Salud Mental*, demostró la interconexión mente-cuerpo al poner en relieve la comunicación entre el cerebro y el cuerpo físico en lo que ella denominó **moléculas de emoción**.

---

[*] El vaso ha quedado colmado; no cabe ni una gota más en el recipiente *(N. del T.)*

[†] http://candacepert.com/ *(N. del T.)*

"

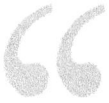

He llegado a creer que prácticamente todas las enfermedades, si no tienen una base psicosomática, tienen un componente psicosomático muy pronunciado, escribió. Las **moléculas de emoción**, argumentó, gobiernan cada sistema de nuestro cuerpo, creando una **inteligencia mente-cuerpo** que es lo suficientemente sabia como para conseguir nuestro bienestar, sin necesidad de una gran cantidad de intervención médica de alta tecnología.

John Schwartz, New York Times 19/9/2013,
Candace Pert, la exploradora del cerebro,
muere a los 67 años

La mayoría de las personas no consiguen relacionar los eventos, adversidades y vicisitudes que ocurren en sus vidas con la aparición de nuevos síntomas. Sin embargo, si mirasen más detalladamente, muchas de ellas podrían conectar el inicio de la mayoría de sus síntomas de salud con un contratiempo o evento, específico y estresante, en su vida, o con una etapa vital emocionalmente "dura" o devastadora. Si estas personas están dispuestas a aceptar el TMS como causa de su sufrimiento físico, inmediatamente lo relacionarán con lo que está sucediendo en su vida y dejarán de prestar atención a su cuerpo.

Los síntomas preocupantes y/o molestos son un *barómetro emocional* que nos indica la existencia, en nuestro interior, de una presión emocional oculta. Pero deberíamos saber interpretar correctamente la lectura de ese dispositivo: el barómetro no nos dice de dónde viene la presión, solo nos indica que tal presión existe. El afectado deberá, pues, armar el rompecabezas y encontrar una solución para aliviar esta presión. Eso requiere una gran cantidad de trabajo reflexivo, introspección y coraje extremo para mirar más allá y así evitar culpar al cuerpo. El cuerpo es el receptor del problema, no la causa.

4

La terapia del conocimiento

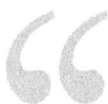

> El factor más importante en la recuperación es que la
> persona afectada debe estar al tanto de lo que le está
> sucediendo; en otras palabras: la información
> proporcionada es la "penicilina" para los trastornos de
> tipo TMS … Me desconcertó la importancia que tenía
> informar al paciente sobre lo que obviamente le estaba
> sucediendo. Se trataba de terapia del conocimiento.
>
> Dr. John Sarno, *Libérese del dolor de espalda*

El Dr. Sarno advirtió, desde un principio, que cuando
comenzaba a explicar a sus pacientes que su cuerpo estaba bien, y que
era el cerebro el que los estaba engañando, generando dolor para
ocultar ciertos procesos emocionales inconscientes, algunos de ellos
empezaban a curarse. Unos pocos afortunados sanaban de inmediato
y la mayoría comenzaba a dar los primeros pasos en su viaje personal
hacia la curación. El conocimiento sobre el TMS hacía posible la
disolución del miedo a estar sufriendo algo muy peligroso o grave.

Gran parte del *mecanismo de curación por la vía del conocimiento*
se basa en hacer que la rabia/ira/furia que se encuentra oculta por el
síntoma (dolor, etc.) sea menos amenazante/perturbadora. La ira o
rabia que se esconde detrás del dolor y no sentida por "incorrecta",
es peligrosa para la autoimagen, por lo que es reprimida a petición
del Ego; eso impide que sea reconocida dentro del Self. La fuente de
la ira puede permanecer desconocida para siempre, pero, en cierta
medida, el conocimiento, tanto de su existencia como de su
propósito, a través del *barómetro emocional* la hace menos peligrosa
para el Ego. *"Amenaza reducida significa menos dolor"*.

La amenaza hacia el Ego procede del miedo a ser y parecer una
persona fuera de control. Pero, al igual que con las fobias, enfrentarse

al miedo ayuda a disolver su poder. Un conocimiento más profundo aporta un sentido de orden a la irracionalidad del miedo; algo similar a la *terapia de exposición* en las fobias (conectando las emociones reprimidas con la conciencia presente). Así, la ira se procesa como un subproducto. Cuando sentimos que nuestro cuerpo está "averiado", el miedo aumenta de forma drástica y tanto la ira como la rabia son la reacción social a ese miedo.

Otra razón por la cual el conocimiento es terapéutico es que hay por fin una razón para el sufrimiento que no tenía causa aparente. Después de años y más años de consultorio en consultorio médico, después de una barbaridad de dinero *"tirado por la borda"* con varios profesionales de la salud, ¡por fin hay una respuesta que resuelve el misterio! ¡El cuerpo no está dañado ni averiado! Vaya, un gran alivio … pero con una nueva advertencia. Con este nuevo conocimiento a disposición, rendirse radicalmente a la verdad significa rendirse a uno mismo, a quien verdaderamente soy, y de ninguna manera a un cuerpo roto o estropeado. Y así el Self profundo percibe que esta rendición es aún más dolorosa que el propio dolor físico.

También hay algo omnipresente: muchas personas no quieren creer en el TMS. Es mucho más fácil rendirse a un cuerpo defectuoso, que vernos a nosotros mismos como realmente somos, y llegar a aceptar una vida que no se ha desarrollado según lo planeado. Admitir la infelicidad es una amenaza para el Ego. Es menos aterrador (desde el punto de vista del Ego) creer que el cuerpo está dañado/averiado que admitir una existencia fracasada–de aquí la gran controversia del TMS.

A través de la autorrepresión, el Ego envía todo aquello que no deseamos hacia el cuerpo, donde se manifiesta. Y así, la lista de los **10 mejores descubrimientos** del Dr. Sarno podría ser fácilmente una lista de los *11 mejores descubrimientos*, si se tuviera en cuenta que el *buen doctor* fue capaz de identificar una *personalidad represora de tensión* (actualmente conocida como *personalidad de Tipo-T*).

Muchos Tipo-T confunden su propia personalidad con la correspondiente al Tipo-A, pero las dos personalidades son bastante diferentes.

Todos tenemos TMS. Todos sufrimos afecciones mente-cuerpo en diversos grados, porque no podemos expresarnos totalmente todo el tiempo. Sin embargo, el Tipo-T parece acusar con mayor severidad los síntomas físicos. El Tipo-T es *el perfeccionista,*[*] el que es una *buena persona integral* en cualquier circunstancia: gentil, amable, complaciente, afable, detallista, atento. Estos rasgos son los que generan las emociones "incorrectas" más poderosas y, por lo tanto, conducen a más síntomas crónicos.

Esta *conciencia de la personalidad*[†] es uno de los objetivos de la *terapia del conocimiento* porque la mayoría de la gente no está plenamente consciente de cómo está reaccionando a los eventos que suceden en sus vidas. La *identificación de nuestra personalidad* es la base de la *curación por vía del conocimiento*. Algunos afectados por dolor crónico se sorprenden al descubrir que son perfeccionistas. Algunos no pueden creer que alberguen emociones "fuertes". Otros se asombran con la revelación de que están experimentando una enorme furia inconsciente, mientras que otros se desconciertan al descubrir lo "buenas personas" que son. Sin embargo, como el conocimiento es terapéutico, la mayoría de los que sufren trastornos comienzan a curarse una vez que se dan cuenta, de repente, de que no están reaccionando sanamente a las circunstancias, adversidades y vicisitudes de la vida.

Fue necesario que un gran observador lo sugiriera para correlacionar estas características de personalidad con los síntomas proporcionados por el cuerpo físico, pero también fue necesario un observador aún más perspicaz para lograr identificar un tipo de

---

[*] Se exigen, de forma tiránica, a sí mismos alcanzar la excelencia *(N. del T.)*
[†] Saber cuál es el tipo de personalidad que tengo y aceptarlo *(N. del T.)*

personalidad más restringido* fuera de los tipos de personalidad comúnmente aceptados.

Más allá de reducir la intensidad de la amenaza que supone la ira, la *terapia del conocimiento* también aumenta el *factor coraje*. Recibí varios miles de correos electrónicos de personas que habían leído mi libro **The Great Pain Deception (La gran farsa del dolor)**, afirmando que les dio la valentía necesaria para volverse más activos físicamente. El conocimiento de que el movimiento no los seguirá dañando empodera y reduce significativamente el miedo. Escuchar ejemplos de primera mano por parte de otras personas que se han curado también es importante; la prueba del éxito que han obtenido permite que otros también tengan éxito.

Siempre que haya **miedo**, la contrapartida será **ira** y/o **rabia**. Y cuando no se reprimen ese miedo y esa ira con tanto ahínco, la energía de mente-cuerpo se destina a curar en lugar de autorreprimir (de ocultar). El conocimiento de lo que está ocurriendo es el mecanismo fundamental de curación. El conocimiento de que:

- El miedo y la ira siempre están presentes
- El cuerpo no está dañado ni averiado, no es defectuoso ni está fallando
- El Ego está controlando la conciencia
- El placebo engaña si ello hace posible que el afectado esté contento
- El dolor tiene un propósito
- Existe *otro yo* dentro de mi
- El TMS es totalmente inofensivo

Este conocimiento proporciona una sensación de bienestar y una sensación renovada de control, que produce nuevos neurotransmisores† que transforman el individuo en una persona

---

* El Tipo-T *(N. del T.)*
† Serotonina, dopamina, endorfinas, … *(N. del T.)*

más feliz, y la energía se multiplica (siempre que el cerebro no genere fatiga a través del *Imperativo del Síntoma**). El *mecanismo de curación por vía del conocimiento* también presupone "qué no se debe hacer" en el proceso de curación. El Dr. Sarno escribió: "*Mientras usted esté preocupado por lo que está ocurriendo en su cuerpo, sus síntomas persistirán*". Por lo tanto, la curación proviene de no tratar de curarse y nunca obsesionarse por el cuerpo.

¿Cómo pueden curarse los llamados "problemas físicos" con la "penicilina del conocimiento"? La respuesta más breve es que el cuerpo físico casi nunca es la causa de los síntomas físicos, aunque tradicionalmente los síntomas físicos y los defectos anatómicos/ estructurales han sido falsamente correlacionados por un error de asociación. La curación requiere dos condiciones. La primera es adquirir el conocimiento preciso de cómo la anatomía, la fisiología y la psicología trabajan juntas para generar el TMS. La segunda condición es que el afectado debe aceptar que padece el TMS. Sin aceptación plena, total y sincera... todo el conocimiento universal no servirá para nada.

---

* Imperativo del Síntoma, ver más adelante *(N. del T.)*

3

La tensión como causa del dolor

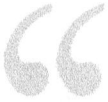

Dr. John Sarno, *Curar el cuerpo, eliminar el dolor*

Uno de los tres principales descubrimientos del *buen doctor* es que la **tensión** psicológica/emocional es causa de la mayoría de los dolores crónicos y de muchos otros problemas de salud. La gran mayoría de los padecimientos y de las dolencias que las personas experimentamos a diario, casi siempre son causados por esa **tensión**. Pocos problemas de salud, a excepción de lesiones, defectos congénitos, deficiencias dietéticas extremas, exposición a substancias tóxicas o enfermedades patológicas, tienen algo que ver con estructuras anatómicas. Esta observación es casi revolucionaria.

Revolucionario: radicalmente nuevo o innovador; fuera o más allá de procedimientos y principios establecidos; un nuevo paradigma.

La *industria sanitaria* se ha concentrado en gran medida, a lo largo de los siglos XIX y XX, en reparar el cuerpo en lugar de curar a la persona, y por lo tanto, rara vez ha considerado la **tensión** psicológica/emocional como el verdadero origen de la mala salud. Muchos profesionales sanitarios dirán: "*Por supuesto, la **tensión** puede causar dolor y enfermedad, ¡ya lo sabemos!*" Pero lo que no saben es que esa **tensión** está causando casi todos los dolores crónicos y/o persistentes así como una enorme proporción de enfermedades. Tampoco saben que ellos — los propios practicantes del sistema de salud — son la causa principal de la epidemia de dolor que nos invade porque no están dando suficiente importancia a la **tensión** psicológica/emocional. Y así, la observación del Dr. Sarno sobre la **tensión** no consiguió solo elucidar la verdadera causa y los efectos de la mala salud, sino que también dejó al descubierto el devastador efecto de los diagnósticos falsos.

Ahora sabemos, tanto a partir del trabajo pionero del *buen doctor* como de su gran éxito, que el trato dado por la *ingeniería científica de la salud* al cuerpo humano está causando, perpetuando y exacerbando los problemas. Bajo condiciones extremas de estrés, el cerebro busca desesperadamente desviar nuestra atención hacia el cuerpo, con el objetivo de que los afectados busquemos una solución estrictamente "médica"; y la mayoría de los pacientes caen en la trampa que les tiende su cerebro, porque el profesional de la salud les asegura que, efectivamente, su cuerpo tiene un problema.[*]

La "T" en el acrónimo TMS significa **tensión**. La naturaleza ha diseñado un cuerpo que sabe cómo repararse a sí mismo; la naturaleza es nuestro aliado. Si los síntomas iniciales de cualquier dolencia no desaparecen en un tiempo razonable, es probable que se encuentren impulsados y perpetuados por la **tensión** psicológica/emocional.

> El dolor es, ha sido y siempre será un síntoma. Si se vuelve severo y persistente, es porque lo que lo está causando es elusivo y no ha sido reconocido. La cronicidad, en el caso de estos síndromes de dolor, es el resultado de un diagnóstico equivocado.
>
> Dr. John Sarno, *Libérese del dolor de espalda*

En términos generales, no hay nada de qué preocuparse en las manos y los pies, en los hombros y las rodillas, en las caderas, el cuello y la espalda. La musculatura lumbo-abdominal[†] no precisa ser fortalecida o realineada adecuadamente. Los discos intervertebrales

---

[*] En condiciones de estrés la sangre se ve invadida por las llamadas hormonas de estrés: cortisol, etc. *(N. de T.)*

[†] el *core (N. del T.)*

no pueden deslizarse de su posición anatómica. Una pierna más larga que la otra, o una cadera más alta que otra, no es causa de ningún dolor (más allá de la creencia de que sí lo es). El cuerpo no necesita que lo estiren, alineen, refuercen, corten, infiltren o reparen de ninguna manera... cuando la **tensión** inducida por el estrés es la verdadera culpable de nuestros males. Cualquier acción de presionar, pinchar, estirar, seccionar, cortar, realinear y hablar sobre el cuerpo debe evitarse a toda costa.

Fuentes de tensión

Cuando tratamos de los problemas de salud de mente-cuerpo, a menudo usamos indistintamente las palabras *estrés* y *tensión* porque se encuentran estrechamente relacionadas.

El **estrés** es un concepto psicológico que cabe tener en cuenta cuando no obtenemos lo que queremos. El estrés es la diferencia entre *lo que deseamos* y *lo que logramos conseguir*.

El estrés es un problema *breve*: llego tarde, tengo poca paciencia, no me alcanza el dinero, soy poco inteligente, obtengo pocas satisfacciones; por lo tanto, el estrés psicológico ocurre a partir de una percepción negativa de los eventos. Cuando pensamos que queremos algo especifico, pero en nuestra opinión, obtenemos algo distinto, o quizás nada en absoluto, a pesar del esfuerzo puesto en ello, caemos víctimas del estrés.

La **tensión** es la respuesta fisiológica del cuerpo al estrés El estrés se percibe dentro de la mente... pero la tensión se manifiesta en el cuerpo. El TMS es un efecto físico real de mente-cuerpo que comienza como una percepción interna y afecta al cuerpo en forma de dolor, enfermedad o fatiga paralizante.

La confusión en la comprensión del TMS es el resultado de las interacciones del Ego, el placebo y el **Imperativo del Síntoma**.[10] Tristemente, una de las principales razones por las cuales los afectados se niegan a aceptar que ellos mismos están experimentando un efecto mente-cuerpo es que se consideran víctimas de un insulto. Lo escucho casi a diario: *"Con esa tontería que me cuentas estás insultando mi inteligencia"*. Ese tipo de personas siguen viviendo en sufrimiento porque no puede ir más allá de la percepción de su Ego, y porque han experimentado anteriormente resultados de placebo en la curación. El placebo y los cambios en la "zona corporal afectada" correspondientes al *Imperativo del Síntoma* les hace creer que alguna vez tuvieron un problema estructural físico, cuando nunca fue así. Un placebo obliga al síntoma a cambiar de forma si las razones de la **tensión** no se superan como resultado de la percepción de los acontecimientos, percepción mediatizada por su personalidad. En consecuencia, se pone en marcha una cadena de desafortunados eventos que se inician con una percepción. Si añadimos a ello el condicionante de que toda esa percepción ocurre fuera de la conciencia, el resultado final es confusión, negación y un caos mental todavía mayor. Aunque el TMS no es imaginario, el proceso comienza en la mente… y el cuerpo reacciona en consecuencia, alterando la inmunidad y las funciones autónomas.[*] La presencia de síntomas revela un estado de dolencia: un estado opuesto al de la conciencia relajada.

Alivio: libre de dolor o aflicción, bienestar de cuerpo y mente.

El Dr. Sarno afirmó que, para sanar, no siempre es necesario eliminar la **tensión**, pero ello ciertamente ayuda, si puede hacerse. La estrategia para conseguir la reducción de la **tensión** supone abandonar la percepción de una necesidad de luchar o huir, adoptando la *rendición incondicional.* Con ello el cuerpo no

---

[*] El Dr. Sarno presupone que el Sistema Nervioso Autónomo (SNA) restringe mínimamente el flujo de sangre (*ergo* de oxígeno) a alguna parte del cuerpo esencial para el desempeño de nuestros intereses. *(N. del T.)*

reaccionará tan enérgicamente. Por otro lado, resulta imprescindible cambiar la percepción misma del dolor: abandonar la creencia de estar dañando al cuerpo, para adoptar la idea de que realmente es la mente la que está desviando nuestra atención hacia el cuerpo, así como también está enviando un mensaje, engañoso pero atemorizante, de enfermedad.

El estrés no siempre procede de una percepción falsa porque, de hecho, puede ser una indicación de peligro inminente. No podemos deshacernos por completo del miedo o cruzaríamos la calle sin mirar, saltaríamos entre edificios, acariciaríamos a animales venenosos o nos casaríamos sin acuerdos prematrimoniales.

Pero en la vida moderna, el estrés — mecanismo de supervivencia de lucha/huida — puede suponer falsas percepciones de peligro. Ya no necesitamos huir de los depredadores ni buscar comida desesperadamente. Los depredadores actuales son los jefes, la competencia, los fulanos y los menganos... pero también ¡las exigencias autoimpuestas! La **tensión** emana principalmente de las tiránicas demandas que nos hacemos a nosotros mismos no solo para ser buenos e incluso para ser mejores... ¡sino para ser perfectos!

La cadena de eventos fuera de control

La mente en conflicto,* la que nos acabará trayendo trastornos de salud, se genera a partir de la percepción de que no obtuvimos lo que queríamos conseguir, no fuimos capaces o quizás no tan eficaces como pensamos que deberíamos haber sido. El estrés debido a esa percepción induce **tensión** en el cuerpo. La **tensión** luego interrumpe el estado de equilibrio y balance en el mente-cuerpo, manifestándose como dolor, dolencia o enfermedad. En su corta fase aguda estos procesos son naturales y beneficiosos, ya que el aviso de peligro nos permite sobrevivir. Sin embargo, tanto el perfeccionismo como las

---

* *La mente dividida,* **según** el Dr. Sarno *(N. del T.)*

incesantes autoexigencias, alimentadas por la culpa y la vergüenza, no permitirán que el correspondiente estado de lucha/huida se desactive una vez que pase el "peligro".* El mente-cuerpo no tendrá la oportunidad de volver a la calma, y la mala salud se apoderará del cuerpo. A medida que la **tensión** se vuelve crónica, y si no lo contrarresta algún tipo de alivio, sus efectos pueden ser desde desagradables, hasta paralizantes o mortales. Y todo comienza con el *"yo quiero"*.

Querer: desear, necesitar, anhelar, exigir.

La **tensión** es el resultado del *"yo quiero"*. Las personas que la padecen ni se dan cuenta de ello; el *"yo quiero"* está más allá de su conciencia: desean ser buenas personas, quieren llevarse bien con todo el mundo, se exigen ser mejores, anhelan el placer y necesitan hacer "lo correcto". La personalidad influye fuertemente en los niveles de estrés que generan **tensión** psicológica/emocional, la cual, a su vez, causa los problemas físicos identificados por el Dr. Sarno.

La **personalidad** es el factor principal en la producción de **tensión** y en su cronicidad. Por supuesto, la **tensión** puede proceder de una multitud de situaciones, potencialmente mortales y traumáticas, que poco tienen que ver con la personalidad. Pero si agregamos trauma emocional y abandono percibido a una personalidad concienzuda/exigente, el resultado final es: una persona muy afectada, con niveles de **tensión** psicológica/emocional casi peligrosos.

La personalidad contiene los patrones de las características de comportamiento, la "memoria corrupta"† y la suma de los rasgos de cada individuo que le ayudan a determinar si un evento es percibido

---

* **¿Por qué las cebras no tienen úlcera?: La guía del estrés** (Alianza Ensayo) Robert Sapolsky *(N. del T)*

† Símil informático para referirse a las humillaciones, vejaciones, ofensas, maltratos psicológicos, agravios, … sufridos a lo largo de la vida *(N. del T.)*

como malo/estresante; también determina cuánto luchará esa persona para sobrevivir y qué método de supervivencia usará. El Tipo-T usa el pensamiento como una herramienta de supervivencia primaria. Las personas Tipo-T a menudo viven sus vidas como "pensadores de estrés", rumiadores, soñadores, indecisos ("y si...") y procrastinadores.

El pensamiento (el "cálculo mental") impulsa la actividad de las ondas cerebrales a un estado de conciencia elevado (ondas Beta). Cuantos más escenarios mentales atraviese el paciente, más se intensificarán las ondas Beta. La actividad cerebral Beta se asocia con un mayor número de visitas al hospital. La **tensión** proviene del estrés, y el estrés proviene no solo del peligro real (*querer sobrevivir*), sino también del peligro percibido, del deseo y del pensamiento. Limpiar la mente de peligros, de deseos, de (auto)exigencias y de parloteo mental alivia la **tensión**; a ese proceso de "limpieza" le llamamos **meditación**. La meditación no cura necesariamente el dolor, pero puede ser una gran herramienta para revertir un estado mental cacofónico que da lugar a la **tensión**, especialmente si la meditación centra al afectado en el dolor en lugar de alejarlo de él.

Pensar es lo opuesto a hacer. El filósofo francés Émile Chartier escribió: "*Pensar es decir no*". Hacer significa acción y participación, y con acciones repetitivas a menudo se reduce la **tensión**. Pensar puede generar vacilación, frustración, anticipación y preocupación, lo que conduce a la **tensión**... y al TMS.

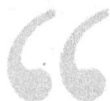

> Mientras las onda Beta son importantes para un
> funcionamiento efectivo durante el día, también pueden
> traducirse en estrés, ansiedad e inquietud. El mensaje de
> las ondas Beta puede describirse como ese pequeño crítico
> interior persistente que grita más y más y se hace más
> poderoso día a día. Por lo tanto, con la mayoría de
> adultos operando en Beta, no es sorprendente que el
> estrés sea el problema de salud más común de la
> actualidad.

FinerMinds.com

El Dr. Sarno logró demostrar que la **tensión** causa estragos en la mente. Causa dolor de espalda, dolor de pies (fascitis plantar) y manos (túnel carpiano),[*] dolor de piernas y rodillas, dolor de hombros y brazos (falsas tendinitis). Activa úlceras, herpes y migrañas, crispa la cara y los dientes hasta producir dolor en la mandíbula;[†] distorsiona la visión y altera la audición e irrita la piel. Interfiere en la actividad del Sistema Nervioso Autónomo, causando desequilibrio en las funciones respiratorias, en el flujo sanguíneo,[‡] en el sueño (insomnio) y en la digestión (intestino irritable, reflujo). La **tensión** afecta el sistema inmunológico y la manera como el cuerpo se cura de las infecciones, y se repara después de cirugías o lesiones.

---

[*] El dolor en manos, dedos y brazos (también en los pies) parece ser la tendencia que ha substituido a síntomas en retroceso como la migraña o la úlcera estomacal. Muchas personas utilizan compulsivamente teclados de todo tipo (ordenador, tableta, móvil, …) para combatir una creciente ansiedad vital. Cuando el dolor resulta insoportable los médicos diagnostican síndrome de túnel carpiano, síndrome de esfuerzo repetitivo o síndrome de dolor regional complejo. *(N. del T.)*

[†] Se trata del bruxismo *(N. del T.)*

[‡] Hipótesis: restricción de flujo sanguíneo, restricción en el aporte de oxígeno a músculos, nervios y tendones; dolor garantizado *(N. del T.)*

Pero aún hay más. La **tensión** crea sensaciones corporales extrañas: ruidos atemorizantes, sensación de frío, pinchazos y punzadas, ardor, mareos, presión, entumecimiento, hormigueo y temblores musculares, adormecimiento, rigidez, zumbidos... Si la **tensión** se torna crónica, produce agotamiento suprarrenal, fatiga e inmunosupresión. Puede provocar que el cuerpo se ataque a sí mismo, induciendo reacciones autoinmunes y ataques cardiacos. La lista de problemas físicos que la **tensión** puede crear es demasiado grande para enumerarla totalmente. Y sin embargo, pocos profesionales están tomando esto en cuenta al diagnosticar a sus pacientes. En su lugar, se enfoca en reparar el cuerpo.

Los profesionales de la salud ahora están recomendando a sus pacientes que limiten el uso de teléfonos inteligentes, tabletas y otros dispositivos electrónicos para evitar las *tensiones por excesiva atención a la pantalla*. También aconsejan no vestir pantalones vaqueros muy apretados, no levantar objetos de forma "incorrecta", no usar zapatos "equivocados", no sentarse en sillas que no sean "ergonómicas" y no dormir sobre colchones blandos. Nos atemorizan con "columnas vertebrales deformadas", "cuerpos frágiles" y "malos hábitos de trabajo". Ofrecen consejos erróneos todos los días, y esos "consejos" no hacen otra cosa que crear más **tensión**, porque el estrés aumenta cuando las personas ansiosas se preocupan constantemente por *"hacer las cosas de la manera correcta"*.

La creencia popular de que un uso excesivo de teclados (dispositivos electrónicos, instrumentos musicales, ...) causa el síndrome del túnel carpiano, u otros síndromes de repetición, ha sido desmentida por expertos de la Universidad de Harvard (Harvard Medical School).

Pero la **tensión** aumenta dramáticamente cuando al paciente se le comunica que en su anatomía *"algo está mal"*. El Dr. Sarno revirtió esta situación sobre tales nociones insidiosas con su trabajo para comprender el papel de la **tensión** en el dolor y la enfermedad.

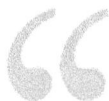

> Las diversas disciplinas de salud que se ocupan de los problemas de la espalda han tenido éxito en crear en este país* un ejército de personas parcialmente discapacitadas en este país, al aplicar conceptos erróneos sobre supuestos daños estructurales y lesiones como justificación del dolor de espalda.

Dr. John Sarno, *Libérese del dolor de espalda*

El estrés resultante de las percepciones, el incesante "parloteo mental", las creencias erróneas y los malos consejos conducen a problemas de salud inducidos por la **tensión** psicológica/emocional. El cuerpo siempre parece tener la culpa de nuestro malestar físico… pero los humanos no somos tan débiles como se tiende a pensar. Sin embargo, en la hiperconectada sociedad actual se prefiere tratar el cuerpo en lugar de curar a la persona. Si miramos media hora de publicidad en TV veremos dónde se encuentran las prioridades respecto a la salud. Si centráramos nuestra energía y nuestros esfuerzos en cómo vivir, en lugar de tratar de descubrir cómo no morir, seríamos mucho más felices y gozaríamos de buena salud.

En su prolífica carrera, el *buen doctor* demostró los efectos que la **tensión** tiene en la salud. Como médico diagnosticó enfermos, pero como pedagogo, los ayudó a sanar. Él declaró que no "sanó" a nadie, sino que fueron sus pacientes los que se curaron a sí mismos con el adecuado conocimiento y un suficiente grado de convicción. Una gran parte de ese conocimiento radica en reconocer la existencia de **tensión** inconsciente… y aceptarla como causa del dolor crónico.

---

* EUA, USA *(N. del T.)*

2

Un favor que nos hace el cerebro: mecanismo de protección

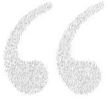

> Fue un colega psicoanalista, el Dr. Stanley Coen, quien sugirió mientras trabajábamos en un documento médico que el papel del dolor no era expresar las emociones ocultas, sino evitar que se volvieran conscientes... El dolor está destinado a centrar la atención en el cuerpo en lugar de hacerlo en la mente... La calidad de un buen camuflaje reside en su capacidad para que no se le reconozca: que nadie llegue a saber que 'algo' se está ocultando.
>
> Dr. John Sarno, *Libérese del dolor de espalda*

El Dr. Sarno escribió acerca de la famosa Helen, a quien ahora se le conoce internacionalmente. Ella estaba postrada en cama y paralizada por el dolor. A los 47 años, recordaba haber sufrido abusos sexuales por parte de su padre cuando era pequeña, y se había unido a un grupo de apoyo para tratar de sanar sus heridas emocionales. Cuando ingresó en el grupo, sus síntomas comenzaron a empeorar. Ella no podía entender por qué estaba empeorando, pero su esposo señaló insistentemente: *"Estás hablando de cuarenta años de ira reprimida"*. Sus palabras de repente desencadenaron una catarsis emocional mientras lloraba más fuerte de lo que nunca había llorado en su vida: como ella describió, *"lágrimas fuera de control"*. Comenzó a soltar frases como *"déjame morir"*, *"me siento enferma"*, *"tengo tanto miedo"*, *"por favor, cuídame"*. A partir de ese momento Helen describió que sus lágrimas le vaciaban el dolor como a través de un tubo: desde su espalda inferior a través de sus ojos. Finalmente su dolor cesó, aunque, como sucede a menudo, solo después de aumentar justo antes de desaparecer,* en un intento desesperado para evitar que ciertas emociones "*incorrectas*" entraran en la conciencia. Al final, rendirse a la verdad la liberó, ya que su dolor no tenía otro propósito, solo había existido para reprimir su furia inconsciente.

> La mayor parte del dolor, y de muchas otras dolencias, tiene por finalidad proteger al paciente, lo cual es la causa por la que a menudo el propio paciente prefiera no creer en el TMS; lo rechaza rotundamente porque lo está protegiendo de lo que duele bajo su conciencia.[†]

El dolor físico del tipo TMS es un recuerdo emocional que no se puede soltar; se trata de una agresión demasiado amenazante para el Ego. Sería excelente que pudiéramos tirar a la papelera esos recuerdos dolorosos[‡] tan rápidamente como nos desprendemos de un *kleenex*... pero esas cosas no funcionan así. Almacenamos miedo, enojo, celos, envidia, pena y resentimiento en nuestros cuerpos para protegernos de sentir la carga completa del dolor de esas emociones, y para reducir su amenaza sobre el Ego. Se mantienen en el cuerpo como sensaciones físicas desagradables (dolor, etc.) para ayudar a mantener la personalidad, para que parezca que "*todo va bien*". El

---

* Fenómeno habitual conocido como **brote, o estallido, de extinción** *(N. del T.)*

[†] El dolor crónico nos está enviando un mensaje que no deberíamos confundir; si creemos que el mensaje hace referencia a un cuerpo averiado que debe repararse nos estamos equivocando: el mensaje nos está avisando del nivel de emociones negativas e "incorrectas" acumuladas que no queremos reconocer, admitir y afrontar por considerarlas demasiado inaceptables/peligrosas. Nuestra vida quizás no se está desarrollando según lo planeado, lo deseado y sin correspondencia con lo que tanto nos hemos esforzado e ilusionado. *(N. del T.)*

[‡] Humillaciones, agravios, rechazos, burlas, vejaciones, injurias, abandono ... *(N. del T.)*

Ego es central en el problema del sufrimiento persistente, ya que el cuerpo se "*calienta*" intentando parecer "*frío*".

Esta es la segunda de las mejores observaciones del *buen doctor*, otra pieza central del trabajo de su vida. La mayoría de los dolores crónicos y de dolencias de origen dudoso son mecanismos de defensa psicológica creados por el cerebro, bajo dirección del Ego, para dirigir la atención del paciente hacia el cuerpo y alejarla de pensamientos, sentimientos y emociones que amenazan a ese Ego. El Dr. Sarno dio crédito a su colega el Dr. Coen por haber sido el primero en percibirlo. Esto también es parte del éxito y la mística del Dr. Sarno. Él era un profesional consumado; proclamado por la revista Forbes en 2012 como *el Mejor doctor de los Estados Unidos de América*.

El Dr. Sarno no tenía ni la más remota idea de que se había convertido en estrella de rock. Por eso era genial–porque no lo sabía. De Este a Oeste y de Norte a Sur, las personas de todo el mundo lo admiran y lo aman porque consiguieron curarse con su visión y su coraje. Pero también admiran cómo el *buen doctor* lo hizo posible. La forma en que se transmite un mensaje suele ser tan importante como el mensaje mismo, especialmente en lo que respecta a algo tan sensible al Ego como el TMS. El Dr. Sarno simplemente les dijo a sus pacientes lo que él estaba viendo. Nunca era dogmático ni arrogante, y jamás quiso culpar a los afectados por dolor y demás dolencias. Su objetivo era educar y ayudar.

Una gran parte del éxito del Dr. Sarno se debe a su propia personalidad. Innumerables personas, desde prestigiosos profesionales de todo tipo hasta gente humilde, se curaron con su sabiduría. Muchos de ellos se emocionan enormemente cuando hablan de lo que el *buen doctor* hizo por ellos. Algunos lo llegaron a conocer en persona, mientras que otros lo seguían y lo observaban y aprendieron mucho de él. El Dr. Sarno poseía "aquello" que no se puede definir. Fuera lo que fuera… ¡funcionaba! Él era sincero, humilde, profesional, valiente y atento. Las personas anhelamos que se nos oriente, especialmente cuando estamos sufriendo, y agradecemos que se nos guíe con confianza. La confianza del Dr. Sarno, como científico, en lo que estaba observando a diario ayudó a sus enfermos a sanar.

Cuando nos fijamos en las muchas encuestas realizadas a lo largo de la historia sobre *las características más interesantes*, ya sea en hombres o mujeres, el rasgo de personalidad más atractivo casi siempre resulta ser el de la confianza. Las personas nos sentimos seducidas por otras personas que caminan por senderos difíciles y sinuosos, probablemente porque nosotros mismos nos encontramos confundidos y carecemos de un objetivo vital. Entonces, cuando aparece una persona con verdades constatables y con confianza en su propio camino, no dudamos en seguirla.

Al final es la creencia y la aceptación lo que cura a las personas afectadas de TMS: no lo hace ni la ciencia ni la medicina. Las personas convencidas de que su cuerpo está averiado seguirán sufriendo. Si ellas aceptan que su anatomía está bien, acabarán curándose. La gran confianza que transmitía el Dr. Sarno hacía posible que sus pacientes aceptaran que sus cuerpos estaban bien; una vez aceptado ese concepto llegaba la curación.

Frustrado por sus resultados iniciales, deseaba ayudar de alguna forma. Su coraje hizo posibles los éxitos que obtuvo. El Dr. Coen ya había sugerido en su momento que la mayoría de los dolores no eran otra cosa que meras *distracciones*, pero el Dr. Sarno consiguió probarlo. El Dr. Coen no fue el único que, comunicando ese mensaje, se puso al "borde del precipicio", por lo cual fue objeto de desprecios y burlas de todo tipo. El Dr. Sarno escribió sus libros, transmitió sus tesis y "capeó el temporal". Del mismo modo que Freud no creó el psicoanálisis, sino que lo generalizó, el Dr. Sarno no dio origen a la idea del *síntoma como distracción*, pero lo observó, lo convirtió en un concepto y nos lo transmitió; defendió esta hipótesis a lo largo del resto de su carrera y demostró que era correcta.

El dolor es una defensa contra la verdad. Los *favores protectores* que el cerebro nos hace, en forma de dolor y demás dolencias, nos ayudan a evitar pensamientos y sentimientos dolorosos… pero también tienen un inconveniente. Como cualquiera que se haya curado sabe, lo peor que puede hacerse es tratar de ayudar a otra persona a recuperarse de su propio sufrimiento. La mayoría de las personas entienden el TMS como una debilidad… aunque de ninguna manera lo sea. Entonces, por un lado, el favor por parte del cerebro ayuda al paciente a evitar sentir ciertas emociones *"incorrectas"* como pensamientos y sentimientos perturbadores al desviar nuestra atención hacia el cuerpo, pero al mismo tiempo, eso es lo que impide una verdadera y definitiva curación.

No podremos curarnos hasta que reconozcamos que estamos atrapados por emociones "fuertes" y hasta que aceptemos que son justamente esas emociones *"incorrectas"* las que nos están causando los síntomas corporales. El mecanismo TMS de protección por parte del cerebro se puede ver como una muleta que nos permite caminar, aun estando lisiados. La razón por la que la persona afectada se niega a creer en el TMS es exactamente la misma razón por la que siente dolor: *negarse a verse a sí misma como la persona que realmente es*. Esta es la número 2 entre las observaciones más importantes.

1

El imperativo del síntoma

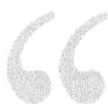

> Bien, Jayne, esto solo sirve para mostrarte que siempre
> tenemos algo. Cuando no es una cosa es otra.
>
> Rosanne Rosannadanna, *Saturday Night Live*

En abril de 2012 le comenté por teléfono al *buen doctor* que yo
consideraba que su descubrimiento más importante era este: el
Imperativo del Síntoma.* Este fenómeno da respuesta a muchos de
nuestros problemas de salud. Con anterioridad a este hallazgo del Dr.
Sarno, a ciertas personas se las etiquetaba simplemente como
"delicadas de salud". Un paciente puede haber estado sometido a una
cirugía cervical, luego a una cirugía de hombro, seguida de una
cirugía lumbar, o de pie, o de rodilla, o de mano, y posteriormente
puede haber experimentado úlceras, insomnio, ansiedad o algún (o
muchos) problema(s) de salud. El **Imperativo del Síntoma** explica la
necesidad de tener "una salud delicada".

A pesar de ser considerados como "de frágil salud" por familiares
y amigos, o por la sociedad, y en lugar de que los afectados se resignen
a considerarse víctimas de su genética, ahora podemos afirmar,
gracias a las sagaces observaciones del Dr. Sarno, que tales personas
solo tenían un problema: TMS. Ese *único problema* martiriza a
cualquiera de las personas afectadas adoptando diferentes formas,
apareciendo como una variedad de problemas diversos de salud,
propiciando todo tipo de elucubraciones por parte de los médicos,
pero a su vez eludiendo diagnósticos adecuados y exigiendo más y
más atención: atención mayormente incorrecta administrada al

---

* Necesidad *sine qua non* de ser distraídos por alguna dolencia, mientras no
se reconozca la autorrepresión de emociones que tiene lugar en el
inconsciente *(N. del T.)*

paciente, atención a los síntomas del cuerpo, sin la más remota atención a la verdadera causa de los síntomas: las emociones.

Lo único que deben hacer este tipo de desafortunados es tomar conciencia del proceso emocional no sentido... ¡y aceptarlo! Y la mayoría de sus problemas de salud se desvanecerán. Una vez que esas desdichadas personas descubren cómo están reaccionando a las vicisitudes y adversidades de la vida, o más precisamente, cómo NO están reaccionando a la vida, su proceso de curación se pone en marcha. Cuán lejos viajarán en su nuevo camino dependerá de muchos factores interrelacionados: la creencia plena, el control de su Ego, la profundidad de sus miedos, la intensidad de su ira, la superficialidad de su confianza, la capacidad de su coraje, el grado de su deseo... y ¡la necesidad de sus síntomas!

El mensaje TMS no va en contra de los médicos ni en contra de la medicina. Necesitamos buenos médicos, necesitamos más doctores excelentes; pero hay que enfatizar que son los mismos médicos los que involuntariamente y de buena fe se suman a muchos de los problemas de salud al decirles a sus pacientes que tienen problemas en el cuerpo físico, cuando en realidad eso no es así. Eran muy escasos los médicos que prestaban atención a las emociones de sus pacientes... hasta que el *buen doctor* publicó sus hallazgos.

Síntomas son: cambios como hinchazón, enrojecimiento, picazón, punzadas y pinchazos, sensación de calor o de frio, entumecimiento, ruidos inquietantes, debilidad, ansiedad, dolor.

Imperativo: algo que reclama atención.

El imperativo del síntoma significa: un cambio en la anatomía que reclama atención. Sin embargo, *lo que exige la atención* no es realmente el cuerpo, son las necesidades emocionales no satisfechas.

Poco importan las muchas o pocas cirugías, técnicas de curación, terapias físicas, medicamentos o modalidades terapéuticas de cualquier tipo que llegue a recibir el paciente; si la necesidad del síntoma físico persiste, cualquier síntoma seguirá apareciendo; se trata de mantener la creencia por parte del afectado de que "algo" anda mal con su cuerpo. Esta es la esencia del fenómeno **Imperativo del Síntoma.**

El **Imperativo del Síntoma** resume en un solo concepto todos los nueve anteriores descubrimientos del *buen doctor.* El **Imperativo del Síntoma** epitomiza y resume a la perfección todo el TMS. Creo que ésta es la mayor contribución del Dr. Sarno a la comprensión de múltiples problemas de salud, y por lo que el *buen doctor* merecería el Premio Nobel de Medicina. Lo creo así porque he vivido este fenómeno en mi propia persona y porque he visto a miles de otras personas pasando por el mismo calvario que yo sufrí: tratando de resolver infructuosamente, quizás en un estado de agonía, sus múltiples y diversos problemas de salud, sometiendo inútilmente a sus cuerpos a tratamientos "científicos" en un intento desesperado por recobrar la salud. Pero también he visto a miles de afectados solucionar sus problemas de salud con solo reconocer el **Imperativo del Síntoma.**

Ejemplo 1: Ella se somete a una cirugía de columna vertebral, pero pronto desarrolla insomnio.

Debido al efecto placebo, ella creía que se había curado de la espalda; pero no fue así, porque no había nada que necesitara curación. Su dolor de espalda era un efecto de su **tensión** inconsciente, de un conflicto psicológico/emocional desconocido. Como su conflicto seguía existiendo, tal conflicto necesariamente se localizó en otra parte del cuerpo para así continuar exigiendo atención. Con su nuevo insomnio, ahora ella siente que ha desarrollado un nuevo problema de salud, pero es solo su antiguo problema, en una nueva forma, el que exige atención. Su dolor de espalda nunca tuvo su origen en la columna vertebral; pero después de haber sido profundamente complacida por su cirugía y por la confianza de su cirujano en el procedimiento, su espalda se siente "algo mejor". La profunda creencia en la cirugía funcionó, y por lo tanto su síntoma se desplazó a otro lugar del cuerpo a medida que su cerebro creaba una nueva distracción; una nueva obsesión de la que ella deberá preocuparse. Sus emociones "incorrectas" son las que se esconden detrás de su preocupación, no el síntoma en sí mismo.

El cerebro de ella crea insomnio para que pueda preocuparse por algo nuevo, ahora que su cerebro ya no se preocupa por su dolor de espalda. Si ella no llega a preocuparse por su nuevo problema de sueño, el cerebro propondrá otra parte del cuerpo para generar preocupación. La obsesión de ella con el insomnio será la fuerza que mantendrá vivo su nuevo síntoma. Si no hubiera dudado de que su nuevo problema (el insomnio) fuera serio, si no considerara siquiera que fuera un problema, su cerebro no hubiera seguido generando insomnio. El cerebro hubiera abandonado su esfuerzo para crear insomnio y buscaría un nuevo emplazamiento hasta que pudiera encontrar algo más eficaz que la preocupara. Una vez que se encuentre algo que le produzca **miedo**, allí permanecerá el síntoma, su nuevo TMS, un nuevo regalo para ella de parte de su cerebro.

Ella disimula su ira por las exigencias autoimpuestas de ser buena persona y de hacer siempre "lo correcto". Esa autorrepresión genera la necesidad de que su Ego desvíe la atención hacia su cuerpo, para evitar que surja, y quede en evidencia, un aspecto que ella tiene… pero que no desea tener ni mostrar.

Su preocupación es el mecanismo que determina qué síntomas utilizará su cerebro. Si ella no teme que su nuevo síntoma sea real (un verdadero problema de salud), su cerebro continuará *modificando los síntomas* hasta que encuentre un lugar (síntoma) que consiga causarle temor hacia un problema grave de salud. En ese momento su cerebro habrá encontrado finalmente un nuevo miedo en el que poder ocultar sus emociones. No es el síntoma por medio del cual su cerebro esconde su rabia/ira, sino la preocupación por el síntoma: la obsesión.

Ejemplo 2: Él se sometió a una cirugía de rodilla, pero luego le empezó a doler la otra rodilla.

Él cree que ha ejercido demasiada presión sobre su rodilla sana mientras que la rodilla operada se estaba recuperando. Pero eso no fue lo que sucedió. Su astuto cerebro simplemente cambió la atención a su segunda rodilla en su ferviente necesidad de mantener alguna forma de distracción. Cualquier presión que pueda haber estado ejerciendo sobre la rodilla sana durante la convalecencia fue tan solo un desencadenante. Cuando su médico le dice que debería preocuparse por su segunda rodilla porque también tiene "*artrosis y rotura de menisco*", él comienza a experimentar una nueva ronda del **Imperativo del Síntoma**. Mientras no sepa lo que está ocurriendo realmente, él pasará su tiempo, gastará energía y focalizará su atención tratando de curar lo que él cree que es un problema anatómico/estructural. Pero sus problemas de salud son solo una parte del problema; la otra parte, la importante, es que su cerebro exige continuamente una distracción. En este punto, es posible que haya descubierto el fenómeno TMS y que ahora mismo ya pueda entender que su primera rodilla nunca requirió la cirugía para mejorar. Sin embargo, este nuevo dolor en la otra rodilla lo siente "diferente" al que notaba en su primera rodilla antes de ser operada. ¡Esta vez está convencido que el dolor es real! Ahhh… lo que ocurre es que el cerebro es astuto cuando utiliza el **Imperativo del Síntoma**. No solo consigue cambiar la forma del síntoma, sino que también altera la sensación, con el objetivo de mantener un importante miedo al síntoma corporal. Cuanto más anatómico/estructural logre el cerebro que parezca el síntoma, mejor servirá como fuerza de distracción. El cerebro aprendió desde el primer momento que la sensación que había generado en la primera rodilla *"no era lo suficientemente capaz"* de mantener el miedo, porque el afectado creyó finalmente que la cirugía realmente funcionaba: comienza un nuevo **Imperativo del Síntoma.**

Cuanto más amenazantes son los pensamientos y emociones que generan los síntomas, más frenéticamente trabajará el cerebro para mantener el miedo. La intención del cerebro es siempre crear preocupación. Cuanta más preocupación genere el cuerpo, menos atención prestaremos a los pensamientos, sentimientos y emociones no deseadas.

Ejemplo 3: Ella se somete a cirugía del manguito rotador, pero posteriormente cae en una depresión profunda.

Debido a que su creencia en la cirugía es poderosa, su hombro se siente mejor después de la operación. Sin embargo, esta vez, en lugar de que su cerebro transfiera la distracción a su cuerpo, ella acepta y se hunde en la emoción que le estaba generando el dolor en el hombro. El *síntoma como distracción* se ha transformado en una *necesidad psicológica de distracción*, lo que la lleva directamente al borde de la depresión.

Muy a menudo la depresión es la causa de la aparición de síntomas corporales. La depresión es la más aterradora de las sensaciones; tanto es así, que, cada vez que aparezca, el cerebro buscará desesperadamente maneras de crear manifestaciones físicas para así alejar la atención de la mente de la "oscuridad". Sin embargo, la depresión en sí misma puede verse como un avance en el proceso (una cuestión de percepción). Con la aparición de la depresión sabemos que el cerebro finalmente ha abandonado su estrategia de engañar a la persona para que crea que hay problemas de salud. Su nueva distracción emocional puede verse como una *estrategia cambiante*... pero también puede verse como un declive emocional, como si el cerebro se estuviera rindiendo. La vida es una cuestión de percepción, así como la felicidad es una elección. Conforme a mi experiencia, la etapa previa a la curación es la del surgimiento de las emociones que ocultan los síntomas: un paso positivo, nunca un declive.

Para conseguir la curación es preciso tener una percepción adecuada de lo que está ocurriendo. Comúnmente, después de aprender qué conlleva el TMS, el dolor de un paciente comienza a aumentar.* Los afectados se ponen furiosos, pensando que están empeorando. ¡Deberían entender que están ganando la partida! A su cerebro no le gusta que ellos se vuelvan conscientes, y es entonces cuando entra en pánico, diseminando/reforzando los síntomas con el objetivo de mantener el miedo del afectado. Una percepción adecuada de los eventos y del nivel de estrés permite cruzar definitivamente la línea roja que hace posible la curación.

El **Imperativo del Síntoma** emplea el conocimiento consciente: la lucha, dentro de una mente conflictiva, entre el pensamiento consciente y el ferviente deseo de ocultar el miedo y la vergüenza. El **Imperativo del Síntoma** puede tomar una variedad infinita de formas: dolores musculoesqueléticos, migrañas, problemas de visión, dolencias en la piel (picazón, verrugas, psoriasis, eczemas, …), entumecimiento, hormigueo, temblores, micción frecuente, debilidad, fatiga, presión, ruidos atemorizantes, enfriamiento, intestino irritable, dolor de vejiga, hinchazón, rigidez y otras sensaciones extrañas. Y también puede regresar al ámbito psicológico: a la ansiedad, a la ira, a la tristeza y a la depresión. La lista es infinita porque el cerebro tiene carta blanca para crear cualquier cosa que tenga poder suficiente para ayudar a la persona a sobrellevar la vida, para evitar lo indeseado, con el único propósito de evitar el rechazo.

---

* Es el **brote** — o estallido — **de extinción**. El hámster que hace girar la rueda porque sabe que así obtendrá comida (Pávlov) se pondrá a hacerla girar frenéticamente cuando detecte que la comida se retrasa *(N. del T.)*

La mente ejerce su poder sobre el cuerpo — en realidad los dos son uno[*] — y sus mecanismos para crear distracciones son a menudo del tipo *recuerdo* (recuerdo de viejas heridas o lesiones), *conciencia* (de malformaciones o defectos corporales) y observación (*memes* que replican los problemas de los demás). A pesar de todo lo anterior un síntoma puede aparecer, a menudo, como algo espontáneo.

Los ejemplos anteriores no son meros ejemplos, se trata de casos reales. Las personas afectadas se curaron una vez que reconocieron que su cerebro los había engañado haciéndolas creer que tenían un problema físico.

Más allá del Imperativo del Síntoma

Ahora bien, si un paciente afectado de dolor finalmente llega a ese punto profundo de conocimiento, consiguiendo comprender que su cuerpo está bien y aceptando que este nuevo conocimiento es el que le liberará del dolor y de la dolencia, pero aun así tiene miedo… su ofuscación y su preocupación obsesiva le harán persistir en el dolor. El paciente puede haber integrado profundamente el concepto del TMS, puede conseguir no obsesionarse con su cuerpo, puede haber evitado la ansiedad y la depresión. Sin embargo, si el miedo sigue teniendo una presencia dominante, el cerebro exigirá una distracción continua que aparte la atención de "la oscuridad".

Y en este punto, la conciencia cambiará al **Imperativo de la Sombra.**

- El que padecía de dolor en el cuello ahora desarrollará un desorden alimenticio[†]
- El que antes sufría dolor de hombro ahora se vuelve agorafóbico
- El exfumador ahora pasa a la proyección: juzgar a los demás

---

[*] De aquí el uso del término *mente-cuerpo (N. del T.)*
[†] Bulimia, anorexia, … *(N. el T.)*

- El antiguo alcohólico ahora se vuelve adicto a estimulantes como azúcares y cafeína
- El que sufría de dolor de rodilla ahora se obsesiona con el ejercicio y el entrenamiento

Si no hay un propósito de vida, o una pasión más profunda, la necesidad de una distracción no termina cuando el **Imperativo del Síntoma** ya no sirve para desviar la preocupación. Las obsesiones continuarán mientras el miedo sea una fuerza impulsora. *"El pez se seguirá mordiéndose la cola"* mientras exista un profundo anhelo espiritual: la necesidad de un propósito importante en la vida, más allá del mando de la mente sobre los sentidos físicos.

El miedo es el gran motivador. Huir de él lo alimenta, manteniéndolo vivo, lo cual permite que adopte varias formas físicas y psicológicas. Lo único que satisface el hambre del miedo es la **rendición**–a lo que verdaderamente uno es, a lo que ya **es**, a la **realidad**, a la **verdad**.

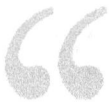

> Definición de Jung de **la sombra**: "Lo que una persona no desea ser".*
>
> Carl Jung, *Collective Works*, vol. 16 [11]

Imperativo: que sigue exigiendo atención.

Todos nosotros poseemos una **sombra**, nuestra parte "oscura" y "turbia", aunque prefiramos creer que no la tenemos. Esta **sombra** contiene todos los miedos y las debilidades que somos capaces de percibir en nosotros mismos. La **sombra** comprende todas nuestras emociones e impulsos de poder: deseos, ansias sexuales, tentaciones de codicia, celos, envidia y rabia amenazante. Los elementos "sombríos" que se encuentra en nuestra psique se contradicen con lo

---

* Lo que odia (autoodia) o no soporta de sí mismo *(N. del T.)*

que consideramos socialmente aceptable, por lo que el Self* les impide expresarse. Simplemente no queremos creer que tenemos ciertos aspectos desagradables e "incorrectos" y que podríamos poseer ciertos pensamientos y deseos "malévolos o perversos". No queremos que otros vean estos rasgos en nosotros, por lo que negamos su existencia por completo. A partir de esta negación, el Self entra en conflicto. Lo que creemos que somos lucha contra lo que realmente somos, se trata de una batalla constante para poder expresarse. El objetivo final consiste en ser capaz de integrar en una única totalidad estos dos aspectos de nosotros mismos y conseguir que la *mente dividida* deje de estarlo y se funda con el **It-Self** mediante la individuación.

Individuación: el hecho de llegar a un acuerdo entre polos opuestos dentro de nuestro Self. Unir el inconsciente con el consciente, alcanzando así nuestro verdadero potencial, lo que realmente siempre hemos sido.†

> El impulso de la individuación reúne lo que se encuentra disperso... de esta manera nuestra existencia como seres separados, nuestra naturaleza egoica original, resulta abolida, el círculo de la conciencia se ensancha y, debido a que las paradojas se han hecho conscientes, las fuentes del conflicto se secan.
>
> Carl Jung, *Collective Works*, vol. 11

La *individuación* en una única totalidad conlleva la rendición a nuestras imperfecciones percibidas. Los desequilibrios en mente-cuerpo etiquetados como "dolor o enfermedad" son a menudo los

---

* *Self*, en inglés, *sí mismo*, en terminología freudiana; lo más auténtico y verdadero de nosotros, nuestro verdadero yo *(N. del T.)*
† Según C. G. Jung: *Individuación* significa llegar a ser un individuo y, entendiendo por individualidad nuestra peculiaridad más interna, última e incomparable; llegar a ser uno Mismo.

efectos de negar pensamientos y sentimientos no deseados por ser considerados demasiado "incorrectos" así como inaceptables/ amenazantes/perturbadores. El conflicto dentro del Self es lo que crea la gran mayoría de los problemas de salud, como demostró el Dr. Sarno… más allá de cualquier "sombra" de duda.

Considerarnos a nosotros mismos como perfectos e intachables afecta en gran medida nuestro equilibrio psíquico pues el Self sabe que eso no es verdad. El Ser más profundo entiende que estas fuerzas "perversas" existen, y no solo llega a admitir su existencia, sino que, más peligroso aún, quiere actuar sobre ellas. La vergüenza que supone admitir el miedo, la ira, la furia y ciertos deseos es la razón de un importante conflicto mental, pues la mente se encuentra dividida entre lo que quiere y lo que considera inaceptable e "incorrecto" cuando es advertido en los demás. El Ego es el árbitro en esta batalla de autorrepresión *versus* expresión.

El Dr. Sarno afirmó al final de su carrera de 50 años que *"estas personas están sufriendo porque quieren ser buenas personas"*. Quieren hacer "lo correcto". Quieren cuidar a quienes los rodean. Quieren mantener a todos contentos porque sienten que deberían hacerlo, pero al mismo tiempo, todo eso no les importa en absoluto. El Dr. Sarno afirmó que este tipo de comportamiento altruista, comprometido, responsable y *"sacrificado"* es grandioso para la sociedad, pero desafortunadamente, nuestra **sombra** no quiere tener nada que ver con este **comportamiento bondadoso**. Está enojado por el deseo de fingir (engañar) que nuestro Ego tiene.

Pretending: del latín *prae* (antes) *tendere* (estirar); fingir, simular, hacer creer lo que no es.

Vías habituales de (Auto)engaño

Uno de los venerados gurús del No-dualismo, Nisargadatta Maharaj, transformó su existencia cuando su gurú le enseñó: *"Tú no eres el que crees ser"*. Y la Lección 166, en **Un Curso de Milagros**, de manera similar advierte: *"no somos lo que fingimos ser"*.

> Éste es tu Self elegido, el que has creado como reemplazo de la realidad. Este es el Self que defiendes ferozmente contra toda razón, contra toda evidencia y contra todas las pruebas que demuestran que no eres tú. No les prestas atención a tales pruebas. Prefieres seguir el camino que has elegido, con los ojos cerrados para evitar vislumbrar la verdad y así poder ser liberado del autoengaño.

> *Un curso de milagros*, Lección 166

Uno de los principios más básicos del antiguo arte de la curación ayurvédica es que las personas se enferman y padecen dolor porque *"no son capaces de mostrar su verdadera cara"*. Cuando nos separamos de la verdad, sufrimos.

Todo esto encaja perfectamente con el concepto de *superego* de S. Freud: el aspecto de la psique que mantiene todos los estándares morales y los ideales de *cómo sentimos que debemos actuar*, de acuerdo con los deseos de la sociedad. La acción principal del *superego* es la de suprimir cualquier deseo, procedente de verdadero Self, que se considere socialmente inaceptable e "incorrecto". El *superego* lucha por la perfección; no le importa lo que la persona quiere o cuales son las realidades presentes. El *superego* es un falso-Self preparado para suprimir y para negar.

El concepto de falso-Self también lo encontramos en la obra de Carl G. Jung sobre la persona. La palabra *personalidad* deriva de *persona*, y significa **máscara**. Las máscaras se usan tanto para el engaño como para la protección:

- Para proteger nuestra autoimagen evitando que los otros vean los aspectos verdaderos de nuestro Self
- Para engañar a los demás haciéndoles creer que somos quienes pretendemos ser

Dentro de los procesos de engaño y protección, el Self se vuelve aún más conflictivo cuando comienza a creer que es lo que finge ser. En este punto, el *Ego* se ha vendido al *superego*. El que sufre pierde, fingiendo, la noción de Self: todo lo que es su potencial, su buena salud y su verdadera felicidad.

Son miles las personas que me enviaron un correo electrónico después de leer **The Great Pain Deception (La gran farsa del dolor)**, para decirme que comenzaron a mirar más profundamente dentro de sí mismas. Por primera vez en sus vidas, se dieron cuenta de aspectos de sí mismas que habían estado negando, y comenzaron a sanar. Pero se necesita un gran coraje para mirar hacia "la oscuridad". No encontramos lo que no buscamos, y no buscamos lo que no queremos ver. Ni siquiera sabemos mirar si no sabemos que nos falta algo. En este sentido, el dolor físico es una bendición. Todos los que se curaron estaban preparados para mirarse a sí mismos, para conseguir unificarse.

La mariposa se muestra vulnerable una vez que está lista para revelar su belleza. Aquellos que no están listos para brillar, continúan defendiendo los problemas físicos como la base de su sufrimiento. Pero eso no supone problema alguno. Todos llegan a la verdad a su debido tiempo. La curación es una metáfora de preparación y de aceptación. En la negación de la verdad, la *sombra* se convierte en una fuerza destructiva a través de su necesidad habitual de ser escuchada. ¿Qué es la verdad? Es lo que ya somos, y es reproducible, como el amor.

> Un hombre que está poseído por su Sombra siempre se encuentra bajo su propia luz y sigue cayendo en sus propias trampas… viviendo por debajo de su propio nivel.
>
> Carl Jung, *Archetypes*

Mientras la negación sea usada como un escudo, la víctima seguirá padeciendo de problemas de salud, año tras año, quizás de por vida, hasta que finalmente acepte que su cuerpo está bien y que su cerebro lo ha estado engañando para hacerle creer que su cuerpo es defectuoso o está averiado. Las prácticas médicas habituales que se lleguen a aplicar solo perpetuarán sus problemas, nunca resolverán nada. La prueba de ello es que, a pesar de disponer actualmente de las técnicas médicas más avanzadas en la historia de la Humanidad, las epidemias de dolor se están extendiendo en lugar de remitir. El cuerpo humano es muy fuerte. No podemos admitir que esté fallando y que necesite de una reparación constante. El cuerpo humano sabe cómo sanar... siempre que el Ego se lo permita.

Negociar con la *sombra* es doloroso porque las personas se sorprenden al descubrir quiénes son, descubren sus debilidades, sus fragilidades, sus deficiencias, sus peculiaridades, sus defectos y se enfrentan con lo que Jung llamó *dinamismo demoníaco*. Somos capaces de obrar muy mal... o muy bien, siempre que escojamos la luz frente a la oscuridad.

La ira y el miedo que controlan los síntomas físicos provienen de dos fuentes principales:

1) **La sombra**: todo el dolor emocional se proyecta en la *sombra*. La *sombra* también contiene todas las respuestas a los problemas, pero es reacia a deshacerse de ellos debido a la vergüenza. El inconsciente influirá en la consciencia, pero necesita ser persuadido y reconocido.

2) **Los factores de estrés diarios**: estas fuentes de estrés estimulan en exceso el sistema nervioso simpático.* A los estresores de la vida diaria se les culpa de ser responsables de una mala salud, pero como causa de la mayoría de los dolores y enfermedades el papel que se les reconoce es mucho menor. Casi todos los dolores de tipo TMS brotan de la ira originada en la infancia, a medida que el *niño herido*

---

* El sistema nervioso simpático (SNS), junto con el sistema nervioso parasimpático (SNP), es una de las dos divisiones funcionales y anatómicas del sistema nervioso autónomo (SNA) *(N. del T.)*

se enfrenta a los problemas y adversidades de la vida cotidiana. En su tierna infancia esos niños nunca aprendieron a expresar el miedo y la ira, o nunca se les permitió hacerlo. Ahora, como adultos, pasan las responsabilidades a través del filtro de su Ego contaminado de recuerdos corruptos de miedo al abandono y la baja autoestima, siempre impulsados por la *necesidad de ser perfecto* con el fin de superar las debilidades percibidas. Todo esto ocurre para evitar el rechazo, ya que nuestra necesidad más íntima es **sentirnos conectados**.

Las mayores fortalezas que hoy tenemos fueron en su día debilidades que conseguimos superar con esfuerzo. Por lo tanto, la *sombra* es una parte integral de nuestro crecimiento. Si no queremos ser algo, es decir *sombra*, nos alejamos de ello, por todos los medios. La *sombra* es nuestro *tesoro más preciado** que nos ayuda a estar en paz con nosotros mismos y a ser más felices. No podemos volvernos íntegros hasta que reconozcamos por primera vez que somos imperfectos. No hay reconocimiento de la luz sin admitir la existencia de la oscuridad.

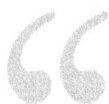

> La sombra es una pasarela estrecha, una puerta angosta, de cuya constricción dolorosa no se salva nadie que pretenda descender al **pozo profundo**.
>
> Carl G. Jung

Pregúntele a cualquier científico qué es la verdad y probablemente su respuesta será *"lo repetible a través de la medición"*. Según esa definición, el TMS es inmensamente repetible y, en consecuencia, verdadero. Sin embargo, no es cuantificable, solo es observable. El TMS, descubierto por el Dr. Sarno, es una de las mejores observaciones realizadas en la historia médica. Y su *Imperativo del Síntoma* describe el panorama general al revelar cómo todas las técnicas

---

* Inner Gold, en el original inglés *(N. del T.)*

médicas para el dolor, incluidos los nuevos medicamentos, solo contribuyen al gran engaño creado por el cerebro.

Mientras los que sufren trastornos busquen soluciones físicas para las expresiones emocionales, el *Imperativo del Síntoma* estará disponible... y en todas sus formas. Más allá de eso, si la persona afectada por dolor crónico (o cualquier dolencia equivalente) integra el concepto del TMS y ya no tiene miedo de los síntomas del cuerpo, pero todavía mantiene algún conflicto psíquico, el *Imperativo de la Sombra* estará presente para continuar apartando nuestra atención del miedo y para contribuir a nuestro crecimiento personal mediante la expansión del espíritu.

Cuando el que sufre no es quien él o ella pretende ser, la mente se dividirá y entrará en conflicto entre lo que quiere y lo que no consigue tener, y en lo que sabe que es verdadero *versus* cómo está actuando realmente: la *disonancia cognitiva*.

El *buen doctor* cambió el mundo con estas observaciones, pero el mundo aún no se ha dado cuenta ni se ha enterado. Personalmente creo que estos **10 descubrimientos** son su regalo más maravillosos para la Humanidad. El mérito de cada uno de ellos será debatido en las próximas décadas. Pero, para cualquiera que ya se haya beneficiado de la obra del Dr. Sarno, la importancia de estos hallazgos nunca podrá ser exagerada.

El distinguido pintor, escultor y poeta español Pablo Picasso dijo: "*El significado de la vida es encontrar tu talento. El propósito de la vida es regalarlo*". Y así, el Dr. Sarno, los médicos dedicados al TMS, los terapeutas y pedagogos del TMS, los consultores del TMS, los autores del TMS y los afectados de TMS que han conseguido superar sus problemas continúan intentando ayudar a todos los que estén dispuestos a escuchar; ellos siguen queriendo ofrecer el regalo. La resistencia es recia, pero como el fuego lento, la luz ya se va expandiendo a través de la oscuridad y va revelando la verdad a lo largo del trayecto. Lo único que se interpone en la ruta es la ignorancia: la falta de consciencia. Hay mucha gente que puede hacer muchas cosas a lo largo de una vida. El Dr. Sarno hizo lo que pudo, y más.

He intentado en varias ocasiones resumir lo que hizo el *buen doctor* en su carrera, para explicarlo a las personas que sienten curiosidad o que tienen poca paciencia para leer textos más extensos. La respuesta que se me ocurre ha ido cambiando constantemente. Pero actualmente llegué a la conclusión de que él empoderó a las personas. No somos víctimas indefensas/desventuradas de nuestros cuerpos. Controlamos nuestra salud mucho más de lo que pensamos y creemos. No es necesario que suframos, podemos sanar; pero para ello se necesita coraje y deseo de llevarlo a cabo.

El Dr. Sarno cambió el pensamiento dominante al refutar un paradigma falso de la medicina oficial con sus observaciones y coraje, debiendo enfrentarse a una reacción de crítica y de cinismo. Algunos lo despreciaron, mientras que otros se burlaron de la alegría de los que se beneficiaban de sus aportaciones. Pero no importa que los que niegan el TMS, parecidos a Grinch,* intenten robar la presencia de la paz y la felicidad; no pueden conseguirlo. Aquellos que se curaron del dolor crónico, y de otras aflicciones relacionadas consiguieron mejorar para siempre gracias a un hombre que era la esencia del verdadero sanador. El Dr. John E. Sarno (1923-2017) equivalía a diez doctores… ¡más dos!

---

* El *Grinch*, un personaje de ficción, es considerado en los EUA un símbolo de la Navidad, una parodia de lo que el comercialismo de la fiesta produce. El personaje hace referencia al consumismo predominante y la preocupación solo por sí mismo, alejado completamente del mundo donde viven las personas. Fuera del periodo navideño el término "Grinch" suele ser sinónimo de grouchy ("gruñón").

También de Steve Ozanich

- The Great Pain Deception (**La gran farsa del dolor; en español**)
- Back Pain, Permanent Healing (**Edición en inglés en Amazon.com**)
- en YouTube y Rumble (**TMS Healing - The Great Pain Deception - Wall of Victory**)
- SteveOzanich.com

Steve Ozanich, un consultor de salud mental, escribió el libro **The Great Pain Deception (La gran farsa del dolor)** basado en su propia experiencia, el trabajo de Dr. John Sarno. y diez años de intensa investigación. Su éxito en la educación del público lo llevó a escribir un libro de seguimiento en 2016, titulado **Back Pain: Permanent Healing**.

En los últimos 24 años, Ozanich ha enseñado a miles de personas a curarse a sí mismas. Obtuvo tres títulos de la Universidad Estatal de Youngstown: AAS, BSAS y MBA, con cuatro Premios de Estudiante Distinguido consecutivos del Decano de la Escuela de Negocios Williamson.

Además de ser escritor y consultor de salud integral (mente-cuerpo-espíritu), Ozanich, radicado en Ohio, es conferenciante en temas de salud, preparador físico, guitarrista acústico, compositor, poeta y golfista.

Notas del Autor

[1] Me doy cuenta de la hipocresía que supone usar la ciencia para mostrar cómo la ciencia no está diciendo toda la verdad. Pero, cuando intentas explicarle algo a alguien, es mejor usar el lenguaje que la persona habla.

[2] EG Diamond, CF Kittle, JE Crockett, "Comparison of Internal Mammary Artery Ligation and Sham Operation for Angina Pectoris," American Journal of Cardiology, vol. 5, no. 4, pp. 483-486 (1960).

   LA Cobb, GI Thomas, DH Dillard, et al, "An Evaluation of Internal Mammary Artery Ligation by a Double Blind Technic," NEJM, vol. 260 no. 22, pp. 1115-1118 (1959).

[3] http://www.medicalnewstoday.com/releases/7100.php

[4] Psychology of Pain, Gary B. Rollman, Emeritus Professor of Psychology, University of Western Ontario, 12/24/12.

[5] "Psychological Covariates of Longitudinal Changes in Back-related Disability in Patients Undergoing Acupuncture," Bishop, Felicity L. PhD; Yardley, Lucy PhD,; Prescott, Philip PhD; Cooper, Cyrus MA, DM, FRCP, FMedSci; Little, Paul MD, PhD, FRCGP; Lewith, George T. MA, MD, FRCP, MRCGP, The Clinical Journal of Pain, March 2015 – Volume 31 – Issue 3 – p 254–264.

[6] B. Moseley et al. "A Controlled Trial of Arthroscopic Surgery for Osteoarthritis of the Knee," New England Journal of Medicine 2002; 347: 81-8.

[7] Por supuesto que puede haber casos extremadamente raros que sí necesitan cirugía. Pero por regla general, las hernias discales no causan dolor de espalda. Aquellos que creen que su columna vertebral es la excepción casi siempre utilizan un mecanismo de defensa y todo resultado positivo producido por la cirugía, fusión o terapia proviene únicamente de una profunda convicción.

[8]   "Systematic Literature Review of Imaging Features of Spinal
      Degeneration in Asymptomatic Populations," W. Brinjikji, P.H.
      Luetmer, B. Comstock, B.W. Bresnahan, L.E. Chen, R.A. Deyo,
      S. Halabi, J.A. Turner, A.L. Avins, K. James, J.T. Wald, D.F.
      Kallmes and J.G. Jarvik. American Journal of Neuroradiology,
      November 27, 2014, doi: 10.3174/ajnr. A4173.

[9]   En la actualidad se usa "mente-cuerpo" en vez del término
      anterior "psicosomático".

[10] El *Imperativo del Síntoma* hace que el cerebro consiga mostrar
      síntomas en lugares cambiantes del cuerpo.

[11] Collected Works of C. G. Jung, Volume 16 paragraph 470,
      Princeton University Press.